抗击艾滋系列读本

抗击艾滋
学生读本

四川省重大传染病防治工作委员会办公室
成都中医药大学　／编
四川省医学科学院·四川省人民医院

四川科学技术出版社

图书在版编目(CIP)数据

抗击艾滋学生读本 / 四川省重大传染病防治工作委员会办公室等编. —成都 : 四川科学技术出版社, 2016.8(2021.02 重印)

ISBN 978-7-5364-8425-2

Ⅰ. ①抗… Ⅱ. ①四… Ⅲ. ①艾滋病—防治 Ⅳ. ①R512.91

中国版本图书馆 CIP 数据核字(2016)第 199682 号

抗击艾滋学生读本

编　　者	四川省重大传染病防治工作委员会办公室 成都中医药大学 四川省医学科学院·四川省人民医院
出 品 人	程佳月
责任编辑	肖　伊　郑　尧　陈敦和
封面设计	墨创文化
责任出版	欧晓春
出版发行	四川科学技术出版社 成都市槐树街 2 号　邮政编码 610031 官方微博:http://e.weibo.com/sckjcbs 官方微信公众号:sckjcbs 传真:028-87734039
开　　本	130mm×184mm
印　　张	2.625　　**字　　数**　57 千字
印　　刷	三河市同力彩印有限公司
版　　次	2016 年 8 月第 1 版
印　　次	2021 年 2 月第 9 次印刷
定　　价	15.00 元
书　　号	ISBN 978-7-5364-8425-2

《抗击艾滋系列读本》

编委会

《抗击艾滋学生读本》
编委会

前言

Preface

自1991年四川首次发现艾滋病病例以来，面对复杂的流行因素，在省委省政府的坚强领导下，在国务院防治艾滋病工作委员会、国家卫生和计划生育委员会以及国际组织机构的大力支持下，全省按照“依法防治、科学防治、综合治理”策略，健全防控机制和监测检测体系，主动摸清疫情态势，深入开展艾滋病相关高危人群的综合干预和感染者和病人的综合关怀支持工作，全省艾滋病疫情快速上升势头有所减缓，病死率有所下降，感染者和病人生活质量明显改善，防治工作取得显著成效，使广大群众免遭艾滋病危害，促进了社会和谐与经济的发展。

由于导致艾滋病流行的根本因素短期内难以消除，艾滋病防控形势仍然十分严峻，艾滋病仍是威胁我省群众健康的重大传染性疾病，各类人群应对艾滋病的能力需要进一步提升。

为此，在四川省重大传染病防治工作委员会、四川省卫生和计划生育委员会的统一部署和指导下，四川省重大传染疾病防治工作委员会办公室委托四川省医学科学院·四川省人民医院，组织四川省医学科学院·四川省人民医院、四川省疾病预防控制中心、四川省性病艾滋病防治协会、四川省妇幼保健院、四川大学、成都中医药大学、成都市卫生和计划生育委员会、成都市疾病预防控制中心、成都市性病艾滋病防治协会、成都大学（四川省青少年性教育普及基地）、凉山州卫生和计划生育委员会、凉山州疾病预防控制中心等机构和单位编写了抗击艾滋系列读本：《抗击艾滋农村居民读本》《抗击艾滋流动人群读本》《抗击艾滋孕产妇读本》《抗击艾滋学生读本》《抗击艾滋健康行为读本》（高危人群读本）《抗击艾滋我的健康读本》（艾滋病病毒感染者和病人读本）《抗击艾滋社区组织骨干和志愿者读本》《抗击艾滋基层医务人员读本》。

为确保读本的质量，读本编写力求体现以下特点：一是针对性。读本针对我省艾滋病防治的重点人群（农村居民、流动人群、孕产妇、学生），高危人群（失足妇女、吸毒者、男男性行为者、艾滋病病毒感染者和病人），关键人群（医务人员、社区组织人员）；在内容方面针对不同目标人群所需要的艾滋病核心知识和误区。二是政策性。各读本的内容均以国家、省的相关法规为依据。三是科学性。各读本的艾滋病知识均根据世界卫生组织和国家的相关指南及技术规范编写。四是可接受性。在内容上采用艾滋病知识与其他疾病健康知识相结合，健康知识与不同人群的生活技能相结合；在形式上采用文字与图片相结合、案例与知识相结合等，并反复征求各类目标人群的意见进行修改。

本系列读本可供各类目标人群阅读，以提高其应对艾滋病的能力，也可供省内外从事艾滋病防治工作和研究的相关人员借鉴。在系列读本的编写过程中，近100名专家和专业人员、500 余名各类目标人群参与了系列读本的编写，在此，对他们的辛勤付出，表示衷心的感谢！

系列读本的编写，在我省尚属首次，在国内也不多见，缺乏可借鉴的经验，本系列读本难免存在不足之处，敬请读者批评指正，以便进一步修订完善。

四川省重大传染病防治工作委员会办公室

2015 年 11 月

目录
CONTENTS

引　子

话说现实生活中艾滋病的可怕程度足以让很多人谈之色变，但有些人一方面觉得艾滋病可怕，危害巨大，另一方面却又认为艾滋病离我们还有“十万八千里”，似乎与我们个人和家庭都没有关系，并因此而对艾滋病重视不够。下面这两个案例，将明明白白地告诉你，艾滋病真的就在你我身边！

【案例一】　好奇害死猫

小米今年15岁，半年前被查出HIV阳性。他身份证上1999年的出生日期看上去有点刺眼。在上初一时，出于对同性恋的好奇而上网搜索，发现很多男同的交友QQ群，于是他就加入了好几个群。很快，他有了第一次。一个26岁的公职人员，在网上和小米聊了几次后，就提出要见面。见面当天小米在迷迷糊糊、半好奇半恐惧中就与对方在其宿舍里发生了关系。这段交往只持续了十多天便宣告结束了。三个月后小米又遇到16岁的晓轩，在他眼里，清纯而略显成熟的晓轩，可以带给他安全感，小米因此彻底陷入同性的温柔乡。小米说，他其实并不排斥女生，成为男男性行为者也只是因为当初好奇想去试试。小米数了数，两年来他与十一个男人发生过性行为，有时戴套有时不戴。

得知他感染了艾滋后，父亲把他狠狠打了一顿，边打边和他一起哭。母亲虽然极力安慰小米，可是每天早上起来眼睛都是红肿的。两三个月后，50 岁出头的母亲头发就花白了。父亲也没了往日的笑脸，背也不知不觉地驼了。现在，一家人都很迷茫，怕小米早晚会发病死亡，怕亲戚、朋友、同学知道事实后那不堪想象的眼神，怕学校会叫小米退学，更怕一家人因此遭到无言的孤立。他们不知道今后的路该怎么走。

【案例二】　花季少女的痛

“17 岁那年的雨季，回忆起童年的点点滴滴，却发现成长已慢慢接近。”这首歌，很多人都会唱，只是，时过境迁，如今的 17 岁或许已经不再是懵懂的年纪。17 岁的他们懂得太多，却又懂得太少。

小敏今年 17 岁，已经多次流产，一年前又被告知患上梅毒，同时也感染上 HIV。这一切全因两年前圣诞节，因为受损友怂恿，小敏去做了援交女。那是圣诞前夕，同学们计划一起过圣诞时交换礼物，而小敏没有钱，也不可能向家里要到，她就偷偷去问朋友怎样可以轻松赚到钱。朋友说认识好几个有钱人，跟他们玩乐一次便可以赚取上千元。小敏当晚在“KTV”就被灌醉，失了身。“轻松”到手的钱，使小敏迷失了自己，后来没钱了她就主动跑去找这些人。曾经一段时间，小敏还颇为得意，觉得这些玩弄女人的人都被她玩了，因为他们全都拜倒在她的石榴裙下，她要钱他们就给她钱，要礼物他们就给她买礼物。直到得了病，才知道是生活玩弄了她。

小敏的家庭本来经济状况就差，可屋漏偏逢连夜雨，老爸得知消息后一气之下脑卒中住进了医院，老妈伤心至极，却没工夫流泪自怜，每天除了上班还得跑医院照顾丈夫，另外还要想办法为女儿治病。如果妈妈也累倒了，这个家就彻底垮了。

他（她）们美好的青春，本应该奔跑在追求梦想的道路上，与小伙伴们一起前进，一起转弯，一起追逐下一个梦想，可因为放纵，因为迷茫，因为艾滋病，最终家毁人亡，只留下声声感叹：往事已成空，还如一梦中。

青少年，正是学习的黄金阶段，技多不压身，快快来掌握预防艾滋病的相关知识和技能，让艾滋病有多远就滚多远吧！

第一章

世界之殇——艾滋病基本知识

一、艾滋病的前世今生——艾滋病从哪里来

艾滋病自被发现以来，就以飞快地传播速度惊呆了“小伙伴们”，以超强的致死能力吓尿了“各路大神”，以其神秘的来历迷惑了天下众生。

（一）掀起你的盖头来——什么是艾滋病

艾滋病的中文全称为“获得性免疫缺陷综合征”，英文全称为“acquired immune deficiency syndrome”，缩写为AIDS。它是由人类免疫缺陷病毒（human immunodeficiency virus，HIV）引起的一种严重传染病。

从艾滋病的名称中，我们可以了解到艾滋病的三个特点：

首先是“获得性”。这意味着该病与遗传无关，是人出生后从外界感染所致。

其次，艾滋病病毒本身并不引起任何疾病，但是它会破坏人体免疫系统，使人体免疫能力下降甚至丧失，一些在正常人身上不会致病的病原微生物都会乘虚而入，而在正常人身上表现很轻的病症，在艾滋病患者身上都会成为

严重的，难以治愈的疾病。“乘虚而入”就是HIV最爱干的事！

最后，随着人体免疫力的降低，人会越来越频繁地感染上各种致病微生物，而且感染的程度也会变得越来越重，并发各种严重的机会性感染和恶性肿瘤。此时就算“钢铁侠”“蜘蛛侠”“蝙蝠侠”“雷锋侠”附体也没用，人体最终会丧失对各种疾病的抵抗能力而死亡。

艾滋病患者表现出来的症状和体征，是一群症状的组合，不像其他疾病那样比较单一而容易得到有针对性的治疗。

（二）来自猩猩的你——艾滋病的起源

关于艾滋病的起源，至今尚未明确，科学家们就此进行了很多探讨，也形成了不同的观点。其中一种主要的观点是猎人在非洲猎杀大猩猩时，被携带有猴免疫缺陷病毒（SIV）的猩猩抓破了皮肤，SIV在人体内发生变异，就变成了对人类有致病性的HIV。

另一种观点是HIV由动物传给人类与非洲一些地方的宗教仪式或奇特习俗有关。在非洲的一些宗教仪式中，人们会把动物血与人血混合涂抹在狗身上。这种仪式可能导致动物血中的病毒进入人体。某些地区的居民还有一种世代相传的奇怪习俗，就是把刚取出的公猴血和母猴血分别注入男人和女人的大腿等处，用以刺激性欲或治疗疾病。

由此看来，令人类头疼近30年的艾滋病或许都是猩猩惹的祸。

二、恶之花——艾滋病病毒

（一）毒小鬼大——什么是艾滋病病毒

艾滋病病毒（图1－1），让地球人听到都胆战心惊的一种病毒，全称为“人类免疫缺陷病毒”，英文全名是“human immunodeficiency virus”，缩写就是HIV了。HIV通过破坏人体的CD_4^+T淋巴细胞（CD_4^+T淋巴细胞是人体免疫系统中一种重要的免疫细胞，简称为CD_4^+T细胞），进而阻断细胞免疫和体液免疫过程，导致免疫系统瘫痪，从而致使各种疾病在人体内蔓延，最终导致艾滋病。由于HIV的变异极其迅速，难以生产特异性疫苗，至今无有效治疗方法，对人类健康造成极大威胁。

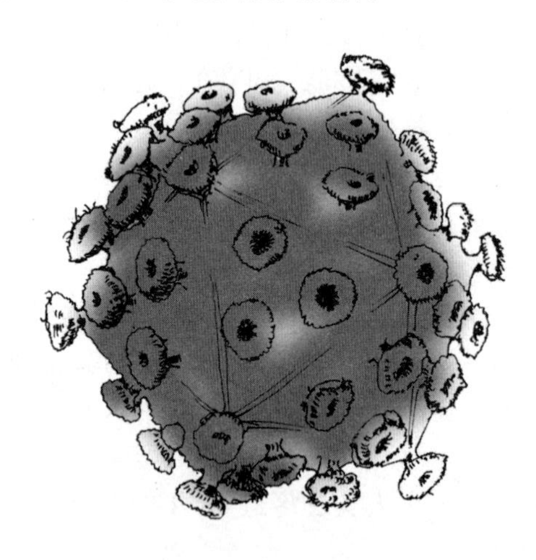

图1－1　艾滋病病毒

（二）体内凶恶，体外脆弱——HIV 自身的抵抗力

HIV 虽然可在人体内兴风作浪，不可一世，但是在体外却非常脆弱，不堪一击，简直弱爆了。

（1）HIV 离开人体后，常温下在血液或分泌物中只能存活数小时至数天。病毒只要不在血液或分泌物中，并且处于干燥环境或与空气接触很快就会死亡。

（2）对温度很敏感，温度越高，生存时间越短。加热到 100 ℃时，只要 10 分钟就可全部被杀死。这时候加入酱油、糖等调料，就可以……唔，开个玩笑啦。

（3）对化学消毒剂的抵抗力弱。许多常用消毒剂（如“84”消毒液、酒精、漂白粉液、消毒灵等）都可以杀灭它。

（4）完整无破损的皮肤是防御艾滋病病毒入侵的天然屏障。

（三）HIV 如何攻克人体的“国防系统”——HIV 的致病机制

人体的 CD_4^+T 细胞是非常重要的免疫细胞，能够维护人体的免疫功能，可以消灭侵入人体的病原体而防止感染。当 HIV 由皮肤破损口、非消化道黏膜进入人体血液后，就会主要攻击和破坏 CD_4^+T 细胞，从而使人体免疫功能降低甚至衰竭，为各种机会性感染大开方便之门。病人因此会患上肠炎、肺炎、脑炎、肺结核和恶性肿瘤等，最后因长期消耗，骨瘦如柴，衰竭而死。

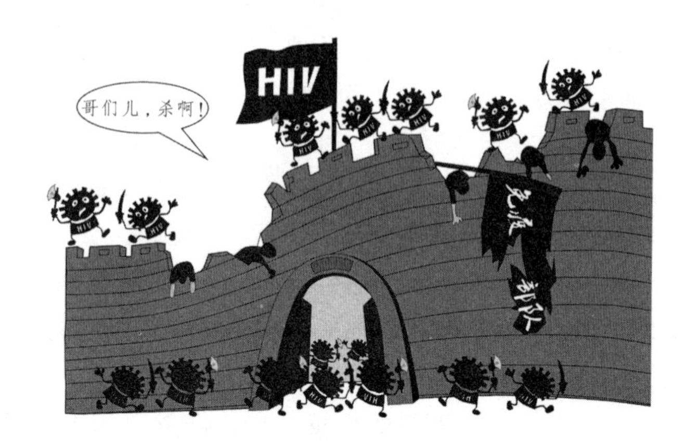

三、隐蔽的“蛀虫”——艾滋病的窗口期与潜伏期

窗口期与潜伏期，最重要的相同之处是，都具有传染性。

（一）隐形的杀手——艾滋病的窗口期

艾滋病血液检测，通常检测的是血液中的艾滋病病毒抗体，而不是艾滋病病毒本身。如果查出某人血液中有艾滋病病毒的抗体，就说明此人是艾滋病病毒感染者，体内已带有艾滋病病毒了。

从受到艾滋病病毒感染，到体内产生出足够多的、能被检测到的艾滋病病毒抗体的这一段时间称为窗口期，在此期间的抗体检测结果呈阴性。在窗口期虽然测不到 HIV 抗体，但体内已有 HIV，因此窗口期同样具有传染性。

太好了，
没感染！
现在还不能下结
论，过了“窗口
期”再来检查！
艾滋病
检测结果
HIV阴性

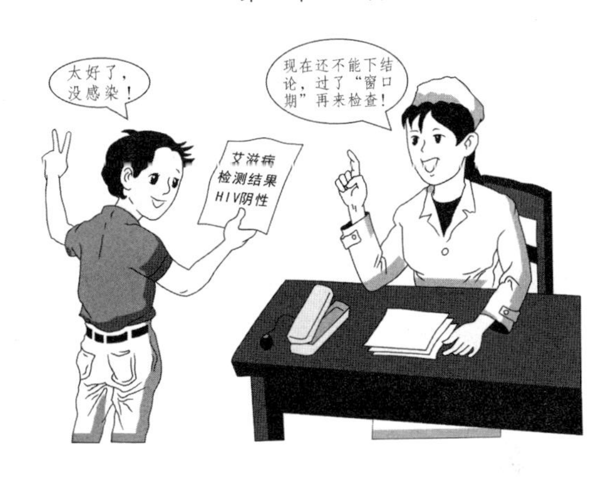

目前还没有国际统一认可的窗口期，因为窗口期的长短一般因人及检测方法的灵敏度而异，大多数人在2～12周（平均6周）内可产生足够被检测到的抗体。

窗口期的计算应该从高危行为（比如性行为）之时算起，也就是说，如果你是1月1日发生高危行为，那么6周后也就是2月12日接受抗体检测比较合适。为保险起见，3个月时再去复查一次。

（二）暗流涌动——艾滋病的潜伏期

人体感染艾滋病病毒后，需要经过0.5～20年，通常为8～10年的时间才会发展成为艾滋病病人，这段时间称为潜伏期。

潜伏期的感染者，一般没有任何可察觉的症状，外表和健康人一样，内心也一直感觉自己很棒，如果不通过血液检测发现HIV抗体呈阳性反应，连感染者自己也不知道已经感染了HIV。

潜伏期不是静止期，病毒在持续繁衍，病毒载量逐渐增高，CD_4^+T细胞不断下降（由于HIV的攻击对象正是人

体的 CD_4^+ T 细胞，因此 CD_4^+ T 记数能够直接反映人体免疫功能，是提供 HIV 感染者免疫系统损害状况最明确的指标）；潜伏期更不是安全期，此时感染者已经具有极强的传染性。

（三）一步之遥——艾滋病感染者与病人

看到这两个名词，有没有一点小困惑？这两者究竟有什么区别呢？

艾滋病病毒感染者和艾滋病病人是艾滋病发展的两个不同阶段。

艾滋病病毒感染者是指已经感染了艾滋病病毒，但还没有出现明显的临床症状，没有被确诊为艾滋病的人，又称为艾滋病病毒携带者。

艾滋病病人指的是已经感染了艾滋病病毒，并且已经出现了明显的临床症状，被确诊为艾滋病的人。

换句话说，当“艾滋病病毒”在体内达到一定等级，“艾滋病感染者”学会了“免疫功能极度低下”这个“减益魔法”的话，就可以转型成为“艾滋病病人”了。当然没人会想完成这个转型……当然……放弃治疗的人可能会……你懂的。

两者之间的相同之处在于都携带艾滋病病毒，都具有传染性。不同之处在于艾滋病病人的免疫功能遭受严重破坏，不能维持最低的抗病能力，出现机会性感染和肿瘤，有了明显的临床症状，而艾滋病病毒感染者还没有出现明显的临床症状，外表看起来与健康人无异。

现在知道隐形杀手的厉害了吧！危险指数高达“五颗星”，杀伤力极强！

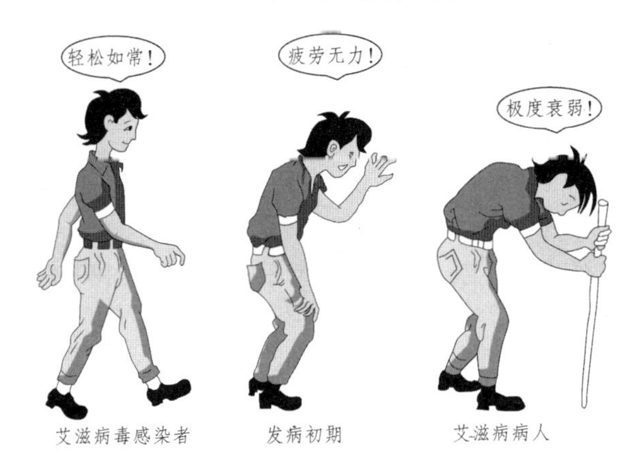

需要特别提醒的是，在没有采取安全保护措施的情况下，与感染者的血液、精液、阴道分泌物、乳汁、伤口、溃疡或破损处的渗出液接触，都有极大地被感染的可能性。我们不要存在侥幸心理，应时刻保持必要的警惕。

四、变形记——传播途径

艾滋病感染者和病人的血液、伤口渗出液、精液、阴道分泌物和乳汁等体液中，含有大量的艾滋病病毒，具有极强的传染性；其尿液、粪便、唾液、汗液及眼泪中也含有少量的艾滋病病毒，但含量很少不足以传染。

已经证实的艾滋病传播途径主要有三条：性传播、血液传播和母婴传播。

（一）禁果里的致命虫子——性传播

性接触传播是艾滋病病毒感染的主要途径（说到这

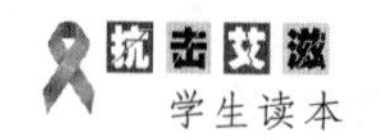

一话题请青少年们不要觉得太过难堪，你们应很严肃地认识到这一话题的重要性），无论是异性还是同性间所有未进行防护的性行为（不仅包括阴道性交、肛交和口交，还包括口腔黏膜破损时的深吻），都可能造成 HIV 的传播。

艾滋病病毒感染者或病人的精液或阴道分泌物中有大量病毒，与健康人发生未经防护的性行为时，由于性交部位的摩擦，很容易造成生殖器黏膜的细微破损，其体液中所携带的病毒就会趁机而入，进入未感染者血液中，造成新的感染。

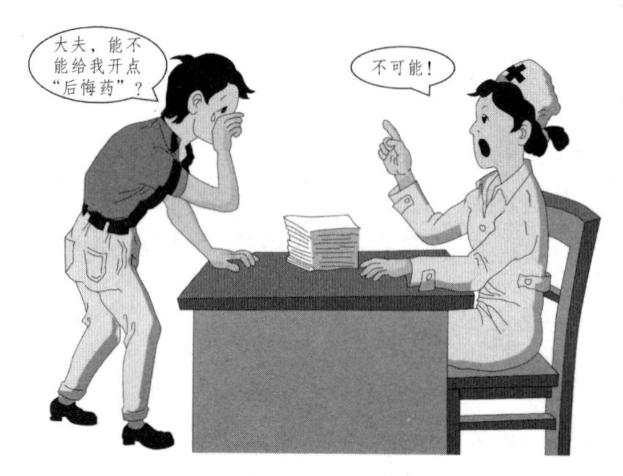

值得一提的是，因为直肠和阴道内壁细胞构成不同，直肠更容易破损和出血，所以肛交的危险性大大高于阴道性交的危险性。同样道理，生殖器患有性病（如梅毒、淋病、尖锐湿疣等）及溃疡的，感染风险也大大增高。

（二）血的教训——血液传播

血液传播是感染艾滋病病毒最直接且可怕的途径。血液传播的方式主要包括：

（1）使用或输入未经检测的血液制品和血液；

（2）静脉吸毒者共用未经消毒的注射器；

（3）未经检测的器官、骨髓移植和人工授精；

（4）共用未经消毒的医疗器具；

（5）共用牙刷、剃须刀、修脚刀、理发美容刀具针具等。

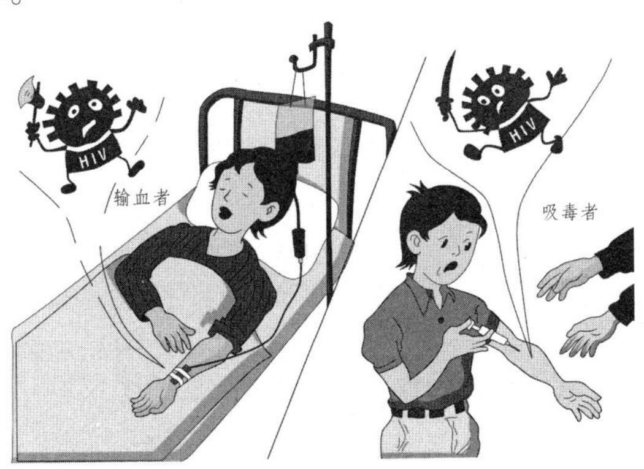

（三）心中的痛——母婴传播

母婴传播又称“垂直传播”，是指携带有艾滋病病毒或患有艾滋病的孕产妇，在怀孕、分娩和哺乳过程中，通过胎盘、产道或乳汁将艾滋病病毒传染给新生儿。如果不经过任何治疗，感染艾滋病病毒的孩子存活时间较短，80%活不到5岁。

（四）不必草木皆兵——不会感染艾滋病的行为

艾滋病虽然是一种严重的传染病，但除了上述三种传播途径外，一般的日常生活接触，都不会导致感染艾滋病病毒。所以大可不必因为朋友、熟人、同学、同事是感染者或艾滋病病人就一惊一乍的，应坦然面对。

1. 艾滋病病毒传播需要的条件

一是要有 HIV 传染源，也就是说有 HIV 感染者或艾滋病病人存在。二是要有足够量存活的 HIV 才会导致传播。携带者的血液、精液、组织渗出液、乳汁中病毒含量很高，只要少量就能感染别人，而唾液、泪液及尿液中病毒含量很少，故日常生活接触不会传播艾滋病病毒。三是 HIV 必须进入被感染者的血液中，比如通过伤口和溃疡，或者透过肛门、直肠、生殖道、眼睛等处的黏膜进入机体。健康无破损的皮肤，可以阻止 HIV 进入机体。

2. 日常生活和社交场合接触不会感染 HIV

HIV 不会通过空气及日常生活接触传播，与艾滋病病毒感染者和艾滋病病人共同学习、工作、生活是安全的。礼节性的握手、拥抱、亲吻、咳嗽、打喷嚏、一起喝茶、共同进餐、“KTV”唱歌、共用学习和办公用品、搭乘公共交通工具、一起游泳等等，都不会传播 HIV。

3. 蚊虫不会传播 HIV

除了人类外，在生物界只有灵长类动物才有可能感染 HIV，所以日常生活中与家禽、家畜接触，或被蚊子、跳蚤等叮咬，都没有感染之虞。

艾滋病防治专家经过多年研究，至今还没有证据证明蚊子可以传播 HIV。首先蚊子唾液中没有病毒；其次，病毒在蚊虫体内不繁殖，而且在吸血前，蚊子先由唾液管吐出唾液润滑，再由食管吸入血液，血液的吸入是单向的；最后，蚊子叮人吸血时嘴上的残血数量极微，不足以致病。

第二章

步步惊心——流行与危害

一、艾滋龙卷风——国际流行现状

（一）看世界，覆巢之下无完卵

自1981年美国发现世界上首例艾滋病病例以来，艾滋病在全球一直以惊人的速度蔓延。联合国艾滋病规划署提供的资料表明，目前全球现存活艾滋病病毒感染者/艾滋病人4 000万左右（手拉手可以绕地球一圈半），累计死亡超过3 000万人（相当于近三分之一的四川省人口数）。据估计，全世界平均每天超过6 000人感染艾滋病病毒。

不说远的国家，且看一看我们的近邻们。作为世界上的人口大国，印度正面临着防治艾滋病的严峻局势。据联合国艾滋病规划署报告，印度目前共有500万名艾滋病病毒感染者，在世界上是艾滋病毒感染者人数最多的国家。除了印度，泰国的艾滋病疫情状况同样不容忽视，其自1984年公布第一例艾滋病感染病例至今，已有超过116万人感染艾滋病病毒，逾64万人死于艾滋病。（泰国游也得注意防艾啊，感染上HIV就真“泰囧”了。）种种证据表明，近年来，亚洲已成为艾滋病疫情增长最快的地区。在这样“四面楚歌”的情况下，“小伙伴们”需要更加警惕才是。

（二）针对青少年，艾滋“心不软”

据联合国艾滋病规划署报道，尽管艾滋病防治工作在近年来已经取得了显著进展，但在全球范围内每天新增的6 000多名艾滋病病毒感染者中，约40%为15～24岁的年轻人，艾滋病患者年轻化的趋势越来越明显。时任联合国儿童基金会执行主任安·维尼曼、联合国艾滋病规划署执行主任彼得·皮奥特和联合国秘书长科菲·安南于2005年共同宣布主题为“携手为儿童，携手抗击艾滋病”的全球运动正式启动。青少年儿童疫情不容忽视，在每分钟里，就有一名儿童死于与艾滋病相关的疾病；就有一名儿童感染艾滋病病毒；就有两名15～24岁年龄段的年轻人感染艾滋病病毒。

谁会出现在下一分钟里？希望永远都不要是你！

关注青少年健康，刻不容缓，地球在转动，世界在行动。

世界卫生组织建议各国政府对其法律进行修改，使其更加有利于青少年在不必获得其父母同意的情况下得到艾滋病病毒检测。2013年，世界卫生组织将活动重点确定为“增进青少年（10～19岁）获得预防、治疗和关爱服务”。此外，联合国儿童基金会曾发布题为《危重寻机：阻止艾滋病从少年向青年蔓延》的报告，报告指出，性和毒品注射是青少年艾滋病传染的主要途径。

由此可见，乱性不可贵，嗑药价太高，若要防艾滋，二者皆必抛！

二、来者不善——国内流行现状

我国于1985年首次报告艾滋病病例，此后感染人数的上升趋势就像嚼了某口香糖一样，根本停不下来。2015年12月1日，中国疾控中心性病艾滋病预防控制中心主任吴尊友表示，截至2015年10月，全国累计发现的艾滋病感染者和病人是75.2万。近年来，艾滋病一直稳居我国法定传染病死亡报告数首位。注意，这不是福布斯排行榜，“首位”这样的词很刺眼，却是现实。事实上，以上数据仅为冰山一角。

（一）青少年艾滋病流行态势不容乐观

多年来，各路医疗卫生的工作者们都在极力与艾滋病抗争，也取得了阶段性进展，但是根据艾滋病疫情的发展规律和国际艾滋病流行经验，中国累计存活的感染者与病人数量将在一段时间内持续上升，这实在让人听后心塞。

联合国公布的《全球艾滋病流行报告》显示，每天新发的6 000多名HIV感染者中，约40%是15～24岁的青少年。国内的研究也发现，新发感染者中30岁以下者占总数的81.02%。由于“小伙伴们”性健康知识匮乏、常无保护措施就发生性行为、首次性行为年龄越来越低、性行为伙伴增多及药物滥用（尤其是静脉注射吸毒）等“软肋”较多，在艾滋病面前便越来越容易中招。

（二）全国艾滋病受影响人群增多，青少年尤甚

15～24岁青少年和50岁以上老年人感染数逐年上

升。国内15～24岁的青少年学生感染者占全部艾滋病感染者的比例，已由2008年的0.9%上升到2015年的14.65%。相关报告中提及大学生中的感染者70%都是经男男性途径传染的，而大学生的感染人群里面，95%又都是男学生。中国疾病预防控制中心性病艾滋病防治中心主任吴尊友表示，这几年青少年学生中感染者增长的速度很快，主要是大学生，以大二、大三学生为多。据中国疾病预防与控制中心数据显示：近年来，我国青年学生艾滋病疫情增长较快，2015年1—10月，共报告2 662例学生感染者和病人，比去年同期增加27.8%。“青年学生已经成为艾滋病毒感染高发人群”，中国疾病预防控制中心性病艾滋病防治中心副主任汪宁说，“15～19岁的学生每年新报告感染人数都在上升”。

据统计，四川最近几年在学生中发现的艾滋病病毒感染者和病人数量呈逐年上升趋势。其中，19～24岁年龄组学生的艾滋病病毒感染者和病人比例，从20.3%上升至39.8%。在学生病例中，同性传播所占比例从8%上升为36.9%，排在第一位。四川省卫生计生委表示，四川省2014年新增的感染者中，20岁以下的青少年所占比重上升幅度超过20%。由此可见，“同爱”不是你想爱，想爱就能爱。

（三）男男间的传播速度上升明显

性传播成为艾滋病的主要传播途径，男男间的传播速度上升明显，历年报告病例中男男间和异性间性传播的构成比呈现逐年上升趋势。中国疾病预防控制中心性病艾滋病防治中心2015年11月30日发布数据报告显示，2015年1—10月新报告9.7万病例，在性传播、血液传播和母婴传播三种主要的艾滋病病毒传播途径中，异性性接触传播占66.6%，男性同性性行为传播已经占到了27.2%，男性同性性行为传播的比例上升明显，而且该人群是目前各类人群中艾滋病感染率最高的人群，2015年全国男同人群艾滋病感染率平均达8%。就是说，每不到十个男男性行为者里面，也许就有一个是艾滋病病毒感染者。细思恐极，你还敢乱约么?

随着生活水平的提高和营养状况的改善，“小伙伴们”的性成熟年龄普遍提前，这意味着“小伙伴们”从性成熟到正式结婚的待婚期延长，发生婚前性行为的可能性增加，但是请“小伙伴们”思考一下，你是否有足够的性与生殖健康的科学知识及防御技能?（举个最简单的例子，你是否能正确地使用安全套?如果不能，请一定在面壁思过的同时读完本书。）你对于“性”是否有着正确的认知及态度?如果你的回答是否定的或是需要思考很久才能答复的，那么“性事”之前请三思，毕竟，在这样一个对“性”持比较开放态度的社会，青少年正暴露于艾滋病的风险之中。

三、那些年艾滋干过的坏事——艾滋病的危害

（一）整个人都不好了

从生理上讲，病毒感染初期，50%～75%的人一般会在2～6周内出现发热、咽喉痛、乏力等类似于感冒的急性感染期症状（这时候很多“小伙伴”都会掉以轻心、不以为然）。此后便进入潜伏期（潜伏期于第一章已述，如果这个时候你与潜伏期感染者发生性行为了，那么你的

确是“躺着中枪”的)。艾滋病病毒不断破坏人体的免疫细胞，人体的抵抗力不断丧失，逐渐出现低热、慢性腹泻、体重下降10%以上（这可不是一个减肥办法哦，“亲们”可千万不要尝试呀!)、记忆力减退、反应迟钝乃至痴呆、肺炎、肿瘤等等。也许打电话时你常很炫酷地跟人说“我有事先挂了啊”，但若感染上艾滋，你可就真是“有事先挂了”。

【案例一】　爱与悔的交织　生存和死亡的对峙

朱力亚，中国第一个公开承认自己感染艾滋病的女大学生。大一时，她遇上了一段浪漫的异国恋情，然而，这段异国恋情却无情地将她推到了死亡的边缘，她的生命也从此走上了一条与自己的憧憬完全不同的道路，甚至让她看不到希望和未来。

2004年4月3日，对于朱力亚来说，这天成了她生命中最痛苦的一天。这天下午，她听到了自己22岁的年轻生命即将消逝的声音。“现在感触最深的就是那天老师找到了我，他说：‘你知道吗？他感染上艾滋病已经发病了。’就这么一句话，彻底改变了我的命运。”“他”就是朱力亚的男朋友，某医学院的外国留学生。“第一感觉就是一切都结束了，过去的快乐也好，或者说是自己得到的一些成绩也好，都没有了。对我生命来说一片空白，过去的一切已经终止了，现在面临的就是死亡吧。”

从心理上讲，艾滋病病人知道自己感染艾滋病病毒后他们普遍认为艾滋病是不治之症，多会出现恐惧、否认、自责、愤怒、抑郁等心理状态，大多采取消极的应对方式，负面的情绪压抑在内心不向外发泄，加之受到来自工作、学习、住宿、就医、恋爱及婚姻等方面的社会歧视，极易出现各种不良心理反应。

【案例二】　不堪歧视，艾滋病患者挥刀向邻里

在得知李志星感染了艾滋病后，李志星家的左右邻居中，四家就走空了三家。剩下没走的邻居，也不敢和李志星一家来往。村里的大人一见到李志星就纷纷躲开，孩子见到李志星家的小孩要么跑，要么就围着打。在农村，邻里之间经常会相互借用一下日用生活品或劳动工具之类的。李志星发现，无论他借什么，邻居都不再借给他了。

在2003年4月21日，李志星终于因为忍受不了邻居及家人的冷淡和歧视，先后挥刀杀害了七位邻居。

（二）拿什么拯救你，我的家庭

社会上对艾滋病病人及感染者的种种歧视态度往往会殃及其家庭，他们的家庭成员和他们一样，也要背负沉重的心理负担，由此更容易产生家庭不和，甚至导致家庭破裂。

此外，多数艾滋病病人及感染者正处于养家糊口的年龄，大多是家庭经济的主要来源。当他们本身不能再工作，又需要支付高额的医药费时，其家庭经济状况就会很快恶化。据报道，一个广东省艾滋病患者的医药花费相当于广东省城镇居民平均每人每年实际收入的13倍，相当于农村平均每人每年实际纯收入的33倍！别以为钱就像瓜子仁，只要咬牙就能嗑出来！这对于个人和家庭而言无疑是一项沉重的负担。

同时，艾滋病的流行导致了大量的孤儿和孤老，并由此带来一系列的社会问题。目前全球约有1 400万因为艾滋病失去单亲或双亲的孩子。这些孩子不仅失去亲人的关爱和照顾，其基本的居住、饮食、健康和教育的权利也受到严重影响。

这些冷冰冰的数字或许太过晦涩难懂，不妨想象一下，如果有一天，你不幸感染了艾滋病，整日躺在病床上，父母为了照顾你不得不放弃工作。由于父母弃工，家中便没有了常规的经济来源。即使你觉得你家中经济富足，但也别忘了，在目前人类对于治愈艾滋病如此无力的情况下，你迟早会离开这个世界，而你的父母则会失去他们（也许是唯一）的孩子。如果你不希望有那么一天，如果你不想你一直是父母最大的负担，不想让父母承受白发人送黑发人的痛苦，你所需要做的真的很简单，即在面临诱惑时说一声坚定而明朗的“不”，你便依旧拥有无限美好的未来。

【案例三】　一包“嗨粉”毁了一个家

李某是遵义市某高中的学生，成绩优异，家庭清贫。在一次外出中，认识了一名校外中年男子。一来二去，他俩成了要好的朋友。一天，该男子将李某带去了当地某歌厅唱歌，席间他向李某推荐了手中的“嗨粉”，并不断怂恿李某尝试，李某最终没能抵挡住诱惑，“尝试”了这“让人欲仙欲死”的“嗨粉”。从这之后，李某对“嗨粉”的需求越来越难以抑制，在意识到所谓“嗨粉”有可能是毒品的时候，李某被查出患有艾滋病。

毒品与艾滋病的双重打击让这本就清贫的家庭显得更加难以维持生计，每日几百元的医药花销让身为农民的李某父母操碎了心。父母为了攒够医药费四处奔波借钱，然而等待他们的却是这个曾经优秀的宝贝儿子死亡的噩耗。

（三）一场病，却是整个社会的灾难

联合国报告，艾滋病对世界造成的威胁不亚于恐怖分子获得核武器。

由于艾滋病病人的发病和死亡，造成年轻劳动力损失，影响了经济的发展。同时，艾滋病的流行导致医疗费用的急剧增加和卫生资源大量消耗，使一些卫生资源本来就十分有限的发展中国家受到严重影响，造成了沉重的经济负担。

根据世界银行的研究，当一个国家的艾滋病达到普遍流行的程度时，这个国家的人均国民生产总值将下降0.5%。以中国为例，未来十年，在HIV低流行方案假设下，GDP总量比没有HIV流行十年累计减少225亿元；在HIV高流行方案情景下，十年累计减少400亿元。

由于艾滋病的流行，人均期望寿命大幅度降低。从1900年到1990年，人类与传染病的斗争取得了巨大的成就，从而使发展中国家的人均期望寿命从40岁提高到64岁，但是艾滋病的出现，减缓了这一进程，在某些国家甚至还出现了逆转。例如在非洲的博茨瓦纳，由于艾滋病的严重流行，人均期望寿命已从62岁降低到目前的39岁。

艾滋病流行导致贫困人口增加，加大贫富差距。全世界约90%的艾滋病病毒感染者和病人生活在发展中国家，艾滋病流行加剧了低收入阶层的贫困。

当然，以上几点关于对社会造成的危害看上去也许还是让人感觉有些与己无关，没关系，请大家接着再来看另一个案例。

【案例四】 女大学生的报复

一名19岁的女大学生不幸被传染上艾滋病。经过一段时间的痛苦挣扎后，她选择了开始报复男人的行动，她疯狂地与男性发生性关系，导致他们染病。

接受采访时，该女生坦言，自己当时甚至想到过自杀，但是后来改变了主意，“我恨男人，我应该报复他们，我的未来都被他们毁了，他们必须要为此付出代价”。这随后的3个多月的时间内，该女生先后与324名男性发生了无预防措施的性关系，并导致他们染上艾滋病。这324人中，有156名都是学生。

不管是挥刀向邻里的李志星，还是报复社会的19岁女大学生，都是艾滋病给这个社会带来灾难的活生生的例子，说多了都是泪啊。“小伙伴们”一定要记住，我们依存于社会而生活，艾滋病对这个社会造成的危害，终将会牵连于我们。

第三章

悄然来袭——青少年与艾滋病

一、为什么受伤的总是我
——青少年，艾滋病的易感人群

“艾滋病离自己很远”“同自己没有关系”“周围都是同学，他们不可能有艾滋”“只要不瞎来就没事”“不放纵的人不会得这种病”“不同乱七八糟的人有性关系就不会轻易染上”……

这就是在一些关于艾滋病的认知调查中，被调查者们所反映的内心独白，或许你并没有接受过类似的调查，但请问：

你有或曾经有过这样的想法吗?

或许你知道艾滋病，但你知道艾滋病的传播途径吗?

或许你会用安全套，但你用它是为了防怀孕还是防艾滋病?

这就是为什么说到青少年是艾滋病的易感人群时，你会惊讶道：“啊？怎么会?!”又或是感叹：“哎，为什么受伤的总是我?”

青少年处于人生的特殊年龄阶段，这个时期是人生最富生命力的时期，这个时期的生理机能发育、心理和智力变化翻天覆地。从生理发展的角度看，青少年处于青春发育期——人生的第二个生长发育高峰，表现在体型迅速变化，内部机能健全，大脑和神经系统高度发达，性成熟；从心理发展的角度看，青少年的智力、情绪和情感、自我意识、性格、性意识、成长和发展性需求等呈现出主体与客体互动、动荡与稳定结合、突变与渐变统一等特征。

青少年期是人生生命循环最多变化的时期，主要特点为多变、创新和反叛。由于性的成熟，让他们萌发了对性的冲动；而对自我意识、性意识的发展，让他们对性的选择上各有不同；更由于反叛、好奇、诱惑、压力、迷茫等各种主客观原因，让他们甚至可能选择毒品，从此走上一条不归路。

二、“苹果”的诱惑——青春期性萌动

（一）一念起，万水千山——正常的性萌动

是否，你也曾有过这样的体验？

夏日的教室里，薄薄的衬衣衬托出旁边女同学丰满的体态，仿佛洋溢着青春少女的馨香。眼神停留在某一处，久久不愿离开，即使有人对你说话也听不见，仿佛进入了神游；绿茵场上的体育课中，男同学三三两两聚在一堆，小声议论着因为运动节律而上下起伏的胸脯，顿时觉得脸红心跳得厉害；韩剧里出现了一个个帅气的面孔，又有多少年轻的粉丝吵着嚷着要去跟“欧巴”结婚生孩子……

青春少年，情窦初开，随着生理和心理的发展，萌生性冲动是再正常不过的事了。

在性萌动期，青少年会感到对异性有种强烈的、难以抑制的好奇心，想要去了解异性，并产生朦胧的爱慕之情。随后，青少年开始有意识地关心修饰自己的仪表，希望通过自己的行为举止而引起异性的注意。此时，男生可能会多一个好朋友名叫“发胶”，而女生也会多一个好朋友名叫“镜子”。在异性面前，他们表现得或是热情兴奋，又或是慌乱羞怯、不知所措。这个时期的青少年对性的认识还十分模糊，一旦失去理智，就可能出现一些越轨行为。

（二）不作死就不会死——良好的性观念

随着传播媒介的发展，青少年获得性知识的途径和渠道也越来越多，主要包括影视、录像、书刊等，而从这些渠道所获取的信息并不都是正确的。当他们对性信息的接触越来越频繁及适应时，就会产生模仿与亲身体验的冲动。或许你可以说是受西方一些思想的影响，或许你可以说是中国的性禁锢太久，总之，青少年对性观念是持越来越开放的态度。很少会有人觉得性是多见不得人多肮脏可耻的事了，取而代之的是他们对性所持有的喜欢或无所谓的态度。他们觉得性是正常的，是光明磊落的，是让人快乐的。寝室的“卧谈会”里，“基友”“闺蜜”的交谈中，往往充斥着性的问题，“诶，你还处着呢”“昨天那个网友还不错”，言语中仿佛保留着纯洁的处子之身是多么丢脸，而能够在外面灯红酒绿夜夜笙歌是一件多么荣耀的事。

大家还记得 2014 年 5 月 23 日美国加州大学芭芭拉分校附近的枪击案吗？疑犯用刀刺杀了自己的 3 名室友后，在学校附近的多个地方开枪扫射，打死 6 人，并导致多人受伤。而令疑犯耿耿于怀的竟是，“活到22岁，我竟然还是个处男”。或许你会觉得不可思议，但如果换作是你，在被同学进行类似嘲讽后，你的心情还能保持平静吗？

国内一项针对825名在校大学生的调查表明，超过50%的人认可婚前性行为，超过30%的人认可多性伴和婚外情，16.9%的人认可商业性行为。此外，约10%的人认可同性恋和同性性行为[1]。

树立良好的性观念是十分重要的，《时代周刊》曾经发表了一篇文章指出性观念摧毁中国道德标准底线，里面提到中国人的性经历比以前大大提前了，而且也更经常，性伴侣也不止一人。文中列举一个事例，一个女孩的“情色日记”在网上非常流行，里面记述了自己放荡的生活，她已经记不清和多少男人上过床了。她说：“这是我的生活，我想怎么做就怎么做。”

抱着“想怎么做就怎么做”观念的人并不在少数，能说出并能实践这样的话，在大多数人眼里可能是有个性、漂亮，或是帅气、够爷们儿，可现实真的是吗？或许，我更感兴趣的是事例中的这个女孩现在身体如何。

当你端着酒杯，摇摇晃晃地在酒吧里寻找“猎物”时，你可能想不到对方正身患性病；当你拿着手机“摇一摇”或“陌陌”约对方出来开房时，你也许也不会想到他（她）在出门前一刻都还在抗病毒治疗……你当然可以玩儿性格要能耐，但艾滋就在你身边。不作死就不会死，你为什么要去尝试？

（三）七宗罪之色欲——什么是性病

从卫生部2012年12月23日所公布的《性病防治管理办法》中可以看到，性病是指以性接触为主要传播途径的疾病，包括以下几类：

（1）《传染病防治法》规定的乙类传染病中的梅毒和淋病；

（2）生殖道沙眼衣原体感染、尖锐湿疣、生殖器疱疹；

（3）卫生部根据疾病危害程度、流行情况等因素，确定需要管理的其他性病。

引起性病的病因主要有病毒、衣原体、支原体、螺旋体、细菌、真菌、寄生虫，其临床表现因疾病的不同而不同，并且在感染了性病病原体后，有的人有明显的临床表现，有的人则没有任何临床表现。

（四）双煞——性病与艾滋病的关系

如果说性病是狼，那艾滋病必须是狈了，将性病与艾滋病的关系形容成“狼狈为奸”再合适不过了。性病是感染艾滋病的重要协同因素，由于性病患者生殖器官有炎症或有破溃，艾滋病病毒很容易通过破损的皮肤、黏膜使其受感染，所以性病会极大地增加感染及传播艾滋病病毒的危险。自发现艾滋病以来，研究人员不断发现艾滋病与其他性传播疾病在流行病学上呈强相关性，这种感染过程的相互促进现象被称作“流行病学协同作用”。大家千万要留神啊，免得被“煞气”所伤！

必须提出的是 MSM（man who have sex with man，男男性行为者）的性病患者是 HIV 感染的主要高危人群。只要发生了男男性行为，那么在发生的过程中我们都可以将行为发生者称为男男性行为者。

（五）一念灭，沧海桑田——艾滋病感染风险

【案例一】　为挣钱，大学生陷艾滋魔爪

小罗是成都某高校大三男生。“我妈当时得知我考上大学后并不开心，她告诉我家里一下子拿不出那么多钱供我上学。”为上大学，小罗到处借钱才凑够学费。入学后，他四处打工，包括在酒吧当服务生。在此期间，小罗逐渐被酒吧声色吸引而开始放纵，甚至和一些“坐台小姐”混在一起。不久前，他陪朋友去做艾滋病病毒检测，自己也顺带做了检查，结果就如晴天霹雳：他不幸感染了HIV。

“有段时间我都不想活了，很沮丧，不知道前途在哪里……”小罗说，虽然之前身体出现了高烧、食欲不振等情况，但从来没往艾滋病方面想，“现在想想，当时自己对性方面的知识了解得很少，也缺乏自我保护意识，所以就……”

很多在校大学生为了眼前的蝇头小利不惜牺牲自己的健康，或者总觉得艾滋离自己很远而生活糜烂。殊不知，如今艾滋病流行的新特点就是感染人群多样化，其中一点就是青年学生感染者逐年增多！如前所述，国内15～24岁的青少年学生感染者占全部艾滋病感染者的比例，已由2008年的0.90%上升到2015年的14.65%。四川省19～24岁年龄组学生的艾滋病病毒感染者和病人比例已经上升至39.8%，而学生人群中同性传播的比例已达36.9%。是的，你没有看错，我用三根指头起誓这些都是真的！醒醒吧，孩子们，常在河边走，哪能不湿脚！

三、“断背”之痛——“艾情”随行

（一）国内外男男性行为者感染情况

联合国艾滋病联合规划署2012年全球艾滋病疫情报告中指出，男男性行为人群（MSM）艾滋病病毒感染率是普通人群的14倍；在亚洲，曼谷的研究结果显示，MSM人群中HIV的感染率为28%。

中国历年报告的病例中，同性传播的构成比呈现逐年上升的趋势，2006年为2.5%，而到2013年，这一比例已经上升到了21.4%（图3-1）。

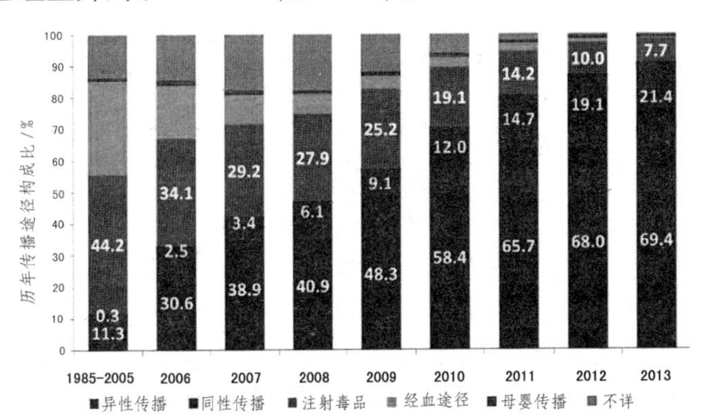

图3-1 历年新发现艾滋病病毒感染者和病人传播途径构成

（摘自《2014年中国艾滋病防治进展报告》）

这比例的上升，真可称得上是高速！如今MSM人群已成为中国艾滋病流行的主要高危人群，是艾滋病疫情上升的重要原因之一。

【案例二】 纸醉金迷，大学生患艾滋

“高中时，我就发现自己喜欢的是男人。”对于自己的性取向，宫伟并不避讳。2003 年，考到北京读大学后，宫伟经常登录网上的同性主题聊天室。与普通的同性恋者不同，当有人半开玩笑地说“睡一晚就能拿钱”时，宫伟没有选择拒绝。

MB（money boy，为了金钱向同性提供性服务的男孩）的生涯就这样开始了，频繁出入酒吧、“KTV”，在高档场所消费，攀比穿名牌等成了宫伟生活的重要内容。相比自己并不富裕的家境，很多人在此年龄都会有的虚荣心，在宫伟身上得到了满足。

2006 年 6 月，当同学们或为即将到来的暑假欣喜若狂，或为寻找工作四处奔波时，宫伟却独自隐隐感到不安，因为年初时自己有过一次没有防护措施的性行为。37 ℃的低烧已经持续了两个月，平日健壮的身体此时感觉软绵绵的。低烧、腹泻、淋巴结肿胀……虽然早已怀疑自己感染上了艾滋病，但当在网络搜索栏中输入“艾滋病”字样后，看到屏幕上出现与自己相同的症状时，他还是不由得恐惧起来，手心也渗出汗水。

为了得到明确的答案，他前往××区疾控中心进行 HIV 抗体检测。这个 24 岁的男孩不知道等待自己的将是怎样的结果。

当检测化验单递到面前时，HIV 抗体一栏中的“阳性”二字，让他一下子跌坐在椅子上——自己真的感染了艾滋病！

（《京华时报》）

整日灯红酒绿已经非常危险，如果一不小心你还是“男同”，那可就一定要倍加注意了。也许你为了找到自己的群体和归属感，可能会从最开始的网上聊天，进而转为会所酒吧见面、交友，但是千万别随便发生性行为，即便要发生，也拿出钱夹里备用的安全套戴上吧，因为说不定就让你碰上一个呢?

【案例三】 年轻同性恋者身染艾滋而亡

这是一个年轻的同性恋者，自从17岁确定了自己的同性恋身份后就开始了自己的同性恋生活，经常发生大量的主动和被动的肛交。

2005年，这个26岁的年轻小伙第一次出现了艾滋病的征象，右边脸颊上长了许多小泡，还得了霉菌性口腔炎。同时出现体重减轻、全身无力、食欲减退的情况。几个月后，病情恶化，高烧不退外加腹泻，他不得不入院治疗。

情况越来越糟，经X光检查，他患上了肺炎，实验室检查发现是绿脓杆菌（这种细菌只有机体免疫功能受损时才会侵害人体）感染。他开始抗菌治疗，肺炎好转。一个月后，他面颊上、手臂上、大腿内侧和跟腱上又出现了卡波济肉瘤。此外，肛门出现溃疡。全身抵抗力衰弱还导致其患上疱疹病毒性视网膜炎，几乎失明。过了不久，他又突发高烧，患上严重肺炎，14天后便死亡。

（39健康网）

这并不是在危言耸听，目前并无有效治愈艾滋病的方法，即使是神仙来了也无能为力。每当听到医院医生聊起今天又检查出了多少个 HIV 阳性时，他们总是不住地摇头叹息。当然，如果你听了这些觉得头皮发麻，心里发怵，那么我们写这样的书给你们也算是达到目的了。如果你还是觉得死不死的无所谓，那真的应该被好好臭骂一顿了！

（二）你往何处去——男男性行为与艾滋病

促进艾滋病在 MSM 人群中的传播和蔓延有多方面的原因，其中包括生物学和行为学的因素。通过调查发现，男男性行为的方式比较多样化，其中占较大比例的是口交和肛交，而肛交对传播艾滋病的危险性较大。肛交容易使脆弱的直肠黏膜破损，直肠内的弱碱环境也适合于 HIV 的生存。

另外，直肠黏膜表面有大量的易感细胞，HIV 可以直接进入，并大量繁殖而释放到血液，所以即使直肠黏膜没有破损也能造成传染。人体内 HIV 最集中的病灶为肠道，血液内的病毒载量仅占 2% ~5%，而 80% 的 HIV 都在肠道组织内。HIV 进入人体攻占的主要目标是淋巴细胞，肠道是淋巴组织、淋巴最丰富的地方，所以吸引了非常多的 HIV。当男男性行为者进行肛交时，就将直接接触 HIV 最密集的区域，一旦有伤口破损，高密度的病毒就可能进入健康人的体内，造成感染。

以前的一些研究报告提出多性伴、无保护性行为和低安全套使用率是促使艾滋病在此类人群中快速传播的重要因素。MSM 人群通过互联网、酒吧、浴室、会所等场所相互联系，可能导致艾滋病在此类人群中快速传播，而他们对艾滋病知识的缺乏、社会的歧视以及低危机意识也更加速了艾滋病的流行。

四、致亡合伙人——毒品与艾滋病

（一）恶魔的面具——毒品的概念

《刑法》第三百五十七条规定，毒品，是指鸦片、海洛因、甲基苯丙胺（冰毒）、吗啡、大麻、可卡因以及国家规定管制的其他能够使人形成瘾癖的麻醉药品和精神药品。

（二）眼花缭乱——毒品的类型

毒品根据不同的标准有不同的分类方法。联合国麻醉药品委员会将毒品分为六大类：吗啡型药物（包括鸦片、吗啡、可卡因、海洛因和罂粟植物等，是最危险的毒品）；可卡因、可卡叶；大麻；安非他命等人工合成兴奋剂；安眠镇静剂（包括巴比妥药物和安眠酮）；精神药物，即安定类药物。世界卫生组织将当成毒品使用的物质分成八大类：吗啡类、巴比妥类、酒精类、可卡因类、印度大麻类、苯丙胺类、柯特（KHAT）类和致幻剂类。面对如此多到让人眼花缭乱的毒品，可别告诉我你有点儿心痒痒，否则小心自食恶果。

（三）难以言表的痛——毒品的危害

毒品对个体、家庭和社会都会产生危害性后果。

1. 对个体的危害

现在的新型毒品（例如冰毒、摇头丸、“K”粉）对个体危害主要有：产生强烈的生理兴奋，大量消耗人的体力和降低免疫功能，严重损害心脏、大脑组织甚至导致死亡。同时，还使人对其产生很强的依赖性，服用后会产生意识与感觉的分离状态，导致神经中毒反应、幻觉和精神

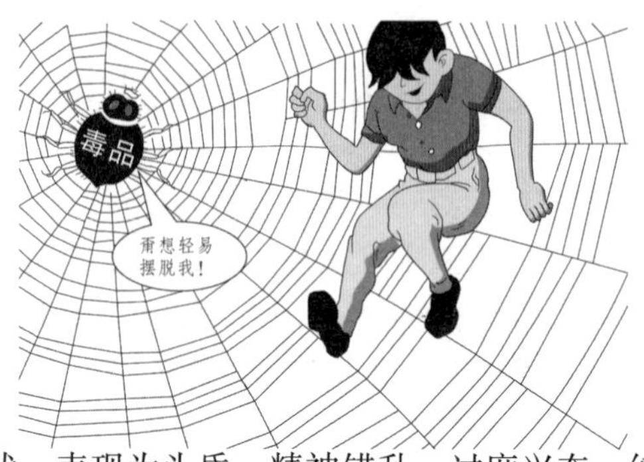

分裂症状，表现为头昏、精神错乱、过度兴奋、幻觉、幻视、幻听、运动功能障碍、抑郁以及出现怪异和危险行为。同时对记忆和思维能力都会造成严重损害。

2. 对家庭的危害

吸毒已经导致了大量的家庭悲剧，一个家庭成员吸毒，那这个家庭就别还妄想谈什么和谐、宁静、幸福、快乐！吸毒就是个无底洞，其耗费的钱财足以使一个富得流油的家庭变成穷得滴水。为了凑集毒资，吸毒者往往不惜卖儿卖女，逼妻卖淫，最终导致婚姻破裂，妻离子散，家破人亡。在这种家庭中成长起来的孩子，可能也会出现性格缺陷和心理障碍，甚至染上毒瘾，步其父母后尘。(哎，说多了都是泪啊!)

3. 对社会的危害

当家庭已经无法支付得起高额的毒资时，有的吸毒者便会铤而走险，进行抢劫、盗窃、诈骗、贪污、卖淫甚至杀人等违法犯罪活动，给社会造成极大的危害。

在吸毒者群体中，普遍存在以贩养吸、以抢养吸、以盗养吸、以骗养吸、以娼养吸的现象。大量事实证明，吸毒已成为诱发犯罪、危害社会治安的根源之一。

【案例四】　大学生寻求新奇染毒，抢劫筹毒资

小赵是辽宁省某大学大一的在校学生，父母在沈阳经商多年，家境富裕，父母从来不限制他的花销。小赵花钱大手大脚，身边总有一帮同学围着他。在学校放假期间，小赵将功课做完后，经常约同学和朋友出没于迪厅、酒吧等娱乐场所，尝试各种新奇刺激的娱乐方式。

2008 年暑假期间，小赵在一名社会朋友的怂恿下服用了摇头丸，非常兴奋，之后逐渐上瘾，后来服用的剂量越来越大。一天，他躲在家里吸毒被父亲发现后，家里开始控制他的零用钱。没钱吸毒的小赵之后多次深夜拦路抢劫财物，换取毒资，最终因抢劫罪被判入狱。

（华商晨报）

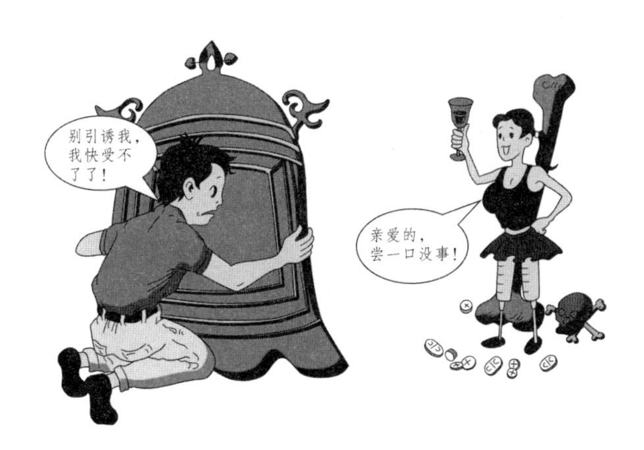

你是否也曾有过小赵这种试一试的心理呢？请一定要果断地扼杀掉这样的念头哦！

【案例五】 为同学庆生，重点中学学生染毒、贩毒

小王是辽宁省某重点高中的一名学生，成绩一直在班级名列前茅。

2009 年寒假期间，一次小王与同学去“KTV”唱歌庆祝同学生日，唱歌临近结束时，一名同学的哥哥是“KTV”的经理，他拿出一包白色粉末送给大家，说可以助兴，小王于是第一次吸食了“K”粉。

此后，他又在同学哥哥的怂恿下吸食了几次，最终染上了毒瘾。不宽裕的家境无法负担他吸毒的开销，他便开始帮同学的哥哥贩卖毒品，赚取毒资，成为以贩养吸的毒贩子，最终在毒品交易时被警方抓获。

（华商晨报）

你的生活中又是否出现过类似现象？

如今，有些青少年染上毒瘾，究其原因，可能是三种心理作祟：

其一，好奇心理。很多青少年可能抱着试一试无所谓的态度，自信可以凭借自己的自制力不上瘾，殊不知分分钟就中招。

其二，从众心理。闲来无事或者课业不紧张的时候约上三五好友去唱唱“K”，泡泡吧，相信这是时下学生群体中较为流行的休闲娱乐方式。其间，看到别人都在吸，那自己为什么不可以呢？于是便迈出了踏入深渊的第一步。

其三，冲动心理。初出茅庐、未经世事的青少年们也许刚摆脱父母们的制约，觉得自己可以开始好好享受人生了，泡吧算什么，嗑药又算什么，只要自己开心什么都不重要。

不管是出于哪种心理，毒品都会像魔爪一样牢牢抓住你，让你永远无法逃脱它的掌心。

（四）狼狈为奸，双重毒害——毒品与艾滋

以青少年为主体的吸毒人群，由于心理不成熟、缺乏认知能力等，对各种诱惑的抵御能力差，加之对艾滋病知识认知不足，成了易吸、易感的高危群体。艾滋病的流行与毒品的蔓延，特别是共用注射器吸毒与性乱具有直接的关系，这点已经被流行病学和艾滋病的实际传播情况所证实。其原因有以下几点：

（1）以注射的方式吸毒。毒品滥用者多去追求快感、刺激，吸毒的形式逐步从香烟吸食、烫吸转变成静脉吸毒。

（2）共用注射器。吸毒者往往会形成自己的小圈子、小团体，为了得到圈内“毒友”的认同，可能会出现共用针具的现象；由于缺乏防病知识，他们也会彼此相信自己身边的“毒友”不会染病；其实最重要的是，当毒瘾入侵时，也许没有谁还会去计较针头是否被用过或者被污染了。

（3）吸毒者的性行为。一些新型毒品在人吸食后会产生兴奋和致幻作用，即便发生高危性行为也不会察觉。中国药物滥用防治协会合成毒品研究分会主任委员王达平指出，由于新型毒品属兴奋剂、致幻剂类，滥用可导致性兴奋，表现为诱发性冲动，性欲增强，性交次数增加，群体淫乱。有专家指出，近60%的人吸食新型毒品后会发生性行为，性伴侣人数多且不固定，而多性伴、性乱又是艾滋病传播最主要的高危因素之一。另一方面，为了获取毒资，很多女性或男性选择出卖肉体，在毒瘾面前，他们已经失去理智，不择手段，这样的行为极易感染艾滋病；而感染并不是卖淫的终点，为了赚更多的钱去换取毒品，他们会继续下去，这样他们又成为感染源而去感染嫖客。

艾滋病和毒品是一个社会问题，需要全人类共同参与解决。全球禁毒策略着重减少毒品供应、减少毒品需求和减少毒品使用相关的危害，包括打击毒品的非法种植、生产、走私和贩运，对大众以及有高危行为的青少年的预防，对成瘾者的治疗、康复和善后，毒品替代治疗，清洁针具使用和安全套的使用等。

总之，大部分 15 ~ 24 岁年龄段的青少年正处于求学阶段，不充分的性教育与父母过多的保护让他们觉得艾滋病和毒品离自己很远，而事实却残酷地一次又一次给世人敲响了警钟。对待这个特殊年龄阶段的人群，要动员全社会的力量，通过社区、学校、家庭对青少年做好健康教育工作，让他们健康的生活下去。

第四章

你若安好便是晴天——预防与应对

世界卫生组织（WTO）在2011—2015年全球卫生部门HIV/AIDS战略中提出：2015年要将青少年（15～24岁）新发艾滋病病毒感染占成人的比例降低50%。在全国范围内，15～24岁青年学生新发现HIV/AIDS病例数逐年增加。从2011年到2015年，15～24岁青年学生艾滋病病毒感染者净年均增长率达35%，离WHO战略目标还有很大差距。革命尚未成功，还需大家共同努力。

目前，许多国家的科学家进行了大量的研究，但遗憾的是，迄今为止，世界上还没有研制出能彻底治愈艾滋病的药物和有效预防感染艾滋病病毒的疫苗。尽管国外已研制出了一些能够有效抑制艾滋病病毒在体内繁殖的抗病毒药物，但是这些药物并不能彻底杀灭人体内的艾滋病毒，而且价格十分昂贵，有很大的副作用，有些药物长时间使用还可以使病毒产生耐药性而大大抵消其治疗效果。值得庆幸的是，在三十几年与艾滋病病毒的斗争中，人们已经积累了一定经验，认识到艾滋病的传播主要与人类的社会行为有关，可以通过规范人们社会行为阻断艾滋病病毒传染从而预防艾滋病。

作为青少年学生来说，主要的预防措施是：

（1）不发生婚前性行为；

（2）不以任何方式吸毒；

（3）不轻易接受输血和血制品（如必须使用，要求医院提供经艾滋病病毒检测合格的血液和血制品）；

（4）不与他人共用针头、针管、纱布、药棉等用具；

（5）不去消毒不严格的医疗机构或其他场所打针、拔牙、穿耳洞、文身、文眉、针灸或手术；

（6）避免在日常救护时沾上受伤者的血液；

（7）不与他人共用有可能刺破皮肤的用具，如牙刷、刮脸刀和电动剃须刀等。

一、且行（性）且珍惜——预防经性途径传播

传说中，亚当夏娃受撒旦诱惑，偷食禁果，被上帝定罪并赶出伊甸园，饱受人间各种苦楚。现实中，婚前性行为就是诱惑青少年的禁果。随着青少年性成熟时间的提前，结婚年龄较以前却推迟，这使得两者之间的间隔时间变长，而针对这个阶段的青少年进行的性健康教育却不能满足青少年的需求。特别是初中毕业后，部分年轻人在16 岁左右就开始走入社会，很多人加入到流动人口大军。他们远离了学校的管束、家庭的关心，进入生疏的城市社会，极少获得有关性健康的知识和帮助。在快速变化和充斥着诱惑的繁华社会中，青少年能够抵御住风险，保护好自己吗？

（一）听妈妈的话，晚点恋爱吧——不过早发生性行为

周杰伦在歌中唱到“在你的未来/音乐是你的王牌/拿王牌谈个恋爱/唉！我不想把你教坏/还是听妈妈的话

吧/晚点再恋爱吧”。当听到这些歌词时，你有什么感想？会想起妈妈明示加暗示的不要早恋的告诫，还是想和周杰伦一样听妈妈的话，晚点恋爱，在各个阶段做该做的事？

随着现代社会的发展，青少年的性成熟年龄明显降低。研究发现，第一次性行为的年龄和之后的性健康有显著相关。第一次性行为发生年龄早的人有可能拥有更多的性伴侣，更少地应用避孕措施，更有可能怀孕；过早性行为还增加了感染性传播性疾病及艾滋病的危险，而艾滋病是致命的。

（二）三思而拒行——男男性行为的诱惑

根据卫生部监测数据显示，男男性行为人群（MSM）已成为我国目前艾滋病病毒感染率上升最快的人群，该人群艾滋病病毒感染率已由 2005 年的 0.4% 上升到 2008 年的 4.9% 。浙江省疾病与预防控制中心 2014 年 7 月发布的《浙江人健康蓝皮书》显示，截至 2013 年年底，浙江累计报告学生艾滋病病例 256 例，较 2009 年增长了 137% 。学生感染艾滋病病例的增加与同性恋高度相关，超过 2/3 的学生感染艾滋病病毒是通过男男同性性行为引起。

【案例一】 找工作委曲求全，入歧途俊男中招

大四学生小郑，长得天生的奶油小生模样，是个文艺骨干，尤其是客串女生，那身段与声音，在舞台上真让人难辨“雌雄”。

毕业实习，他找到一家公司，一边实习，一边完成最后的毕业论文。这家公司老板是中年男性，虽然家有妻室，但喜欢与男性交往。一见小郑，大有相见恨晚之意，很高兴接纳他来实习。这家公司的发展很有潜力，又在风景美丽的天堂杭州，小郑想讨好这位老板，为毕业后的就业创造条件，因此在与老板的个人交往中，如二人的出差、喝酒等单独相处时，对老板的出格行为，并不十分抗拒。

有一次在外地出差的旅馆房间里，因为喝了很多酒，迷迷糊糊的，小郑以为与自己的女朋友在一起，竟任由老板将他脱去衣服发生了性行为……事后老板答应，只要小郑对他好，毕业以后就到他公司上班，工资待遇与职务专业等一切从优。由于这种原因，小郑先后与老板发生了十次性行为，仅后面的几次，他要求对方一定要戴安全套。

半年后，小郑因阑尾炎手术，术前化验血液，被检出艾滋病病毒感染。在疾控部门的流行病学调查中，其女朋友没有问题，老板有问题。小郑后悔莫及，就是这么几次没有保护的男男不洁性行为，就中了“头彩”。

世界卫生组织对中低收入国家的监测数据进行分析发现，男男性行为人群感染艾滋病的风险比普通大众高出14倍。男男性行为人群艾滋病感染率约为40%，男男性行为人群的艾滋病发病率为每年每百人男男性行为者中就有1.2~14.4人染病。亚洲男男性行为人群感染艾滋病的概率比普通大众高出18.7倍。

世界卫生组织强烈建议男男性行为人群在肛交时始终使用安全套。

（三）弱水三千，只取一瓢——对爱忠诚

研究表明更换性伴侣频率越高、性伴侣数目越多的人越容易感染HIV。2000年《时代周刊》指出：一个开放的亚洲正在形成，亚洲人怀着更强烈的好奇心，让自己更舒适，更愿意尝试“性”——这种观念正在影响数以亿计的人的生活。2005 年中国人均性伴侣数为 3.1 人，也许一个“多性”的中国人群正在形成！只是我们并不清楚，多性伙伴行为者可能造成艾滋病等性传染病的肆意传播。

调查显示，只有 4% 多性伴经历的受访者“每次都使用”安全套，33.6% 的人竟然“从不使用安全套”。这一情况表明，对多性伙伴行为者来说各类疾病的预防变得困难。有报告显示：中国人感染艾滋病的途径，由早期的吸毒和卖血，已经转换为性途径，性传播是增长速度最快的，而多性伴是艾滋病传播的高危行为。

同时，从现代医学观点分析，很多不明原因的不孕在很大程度上可能是性关系混乱造成的。性生活混乱、性伴侣多的女性除了生殖道黏膜易受损或感染，致使天然屏障保护作用减弱乃至缺失，精液、精子抗原即可进入体内，在多种抗原的刺激下更易产生抗体反应即免疫反应，产生抗精子抗体引起不孕；还极易感染性病和盆腔炎，致使输

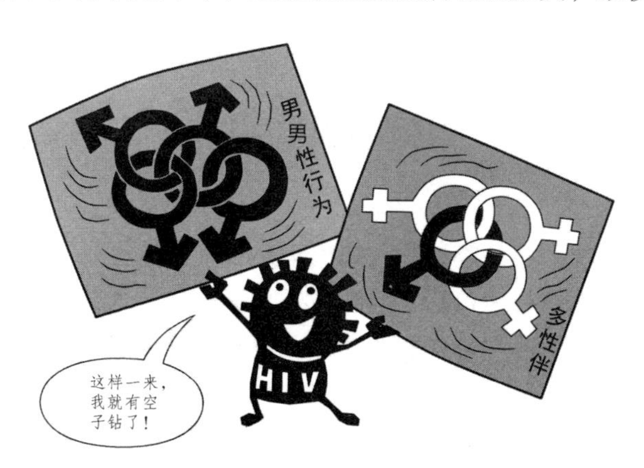

卵管阻塞，导致不孕。

由此可见正确选择性伴侣，忠贞于自己的性伴侣无论是对预防经性传播的疾病还是保护女性健康都是非常非常重要的。

（四）撑起爱的保护伞——坚持正确使用安全套

安全套是预防艾滋病经性传播的最后一道防线，但是大多数人并不知道该如何正确使用安全套。金赛性学中心报道了美国科学家的一项最新调查，结果显示绝大多数被调查者都没有完全掌握安全套的正确使用方法。

近年来，安全套因其具有避孕和预防性传播疾病的双重功效，尤其是艾滋病的广泛流行而使安全套的应用更为普遍。应该说，安全套是一种使用方便、值得推广的防病避孕工具。据统计，理念上来说，倘若能正确使用安全套，失败率仅为1.5%～4.2%，但是安全套在实际使用过程中，失败率却高达10%～15%。究其原因，主要是人们在使用安全套的过程中未能注意到一些细枝末节，导致使用失败。

二、一针见血，见血封喉
——预防经血液途径传播

血液传播是感染艾滋病病毒最直接的途径。通过血液途径的高危行为包括：静脉注射吸毒；与他人共用注射器或共用其他可刺破皮肤的器械；使用未经检测的血液或血制品。

另外，其他可以引起血液传播的途径有：理发、美

容、文身、扎耳洞、修脚等用的刀具不消毒；与其他人共用刮脸刀、电动剃须刀、牙刷；体育运动外伤和打架斗殴引起的流血；救护伤病员时，救护者破损的皮肤接触伤员的血液。

（一）绝对不可尝试吸毒

静脉注射毒品最容易引起艾滋病病毒传染，而吸毒者很容易接受经静脉注射毒品的吸毒方式。对于已有毒瘾的人必须立即戒毒，要知道，针管无情，毒品无德！

我国不少地区已经开展了免费针具交换和美沙酮替代措施，但这仅仅是治标措施，唯有禁毒和强制戒毒才能从根本上解决经静脉吸毒传播 HIV。

【案例二】　染毒瘾共用针具酿悲剧

阿海来自海南某地农村，父母都是农民，有一个姐姐。阿海只上到小学四年级就辍学了，每天无所事事，就与社会上的人混在一起。15 岁时因为好奇染上毒瘾，他被强制戒毒过一次，走出戒毒所后又开始复吸。毒瘾上来时非常痛苦，根本顾不了那么多，几个人共用一个针管是常事。2009 年 8 月 26 日强制戒毒时，在海南省疾病预防控制中心检测血液，发现带有艾滋病病毒，当时阿海只有 17 岁。

（二）避免不必要的输血和注射

在必须接受输血时，事前一定要了解血液来源是否安全。当本人因疾患原因没有能力这样做时，家属一定要重视了解情况。别让下面这样的悲剧再次上演。

【案例三】 输血染艾，雪上加霜

多年前的一天在下班途中，一场突如其来的车祸让小兰倒在了血泊中。由于失血过多，医生要求必须给小兰输血，否则会因大出血而死。虽然躲过了车祸的劫难，但是，命运之神对小兰似乎太残忍了点。2000 年夏天，小兰突发高烧，在当地医院多方治疗都没有效果，也查不出什么问题，最后，医生考虑到她有输血史，建议家属给她查个艾滋病病毒。一周后，结果出来了："HIV 阳性"！这就意味着小兰已经感染上了艾滋病病毒。由于小兰的免疫力比正常人要低很多，她后来又被查出了鼻咽癌。对于艾滋病病人来说，其肿瘤的发病率高于正常人群。

在去医院或诊所接受拔牙或其他口腔治疗、注射、针刺治疗等时，必须了解这一医疗机构是否认真执行消毒措施。对于消毒不严的治疗或检查（如内窥镜）应拒绝接受。能服药治疗的就不打针，不论是皮下、肌肉或静脉注射都应尽可能避免。

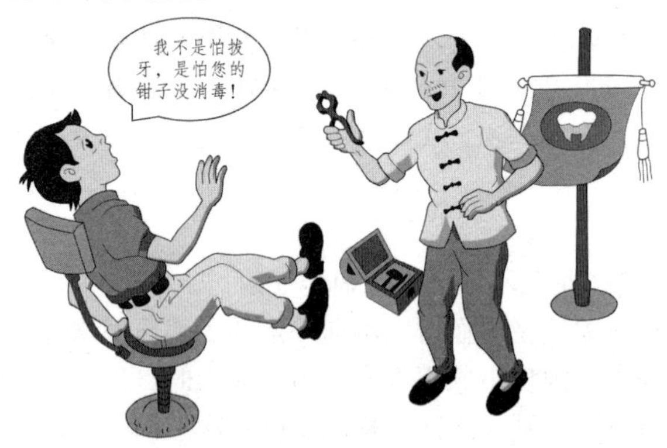

救护流血伤员时，要设法不让血液直接沾染自己的皮肤，尤其是在自己身上有皮肤破损时更应重视。可以用衣服、塑料单来隔开伤员。不要打架斗殴。打架斗殴双方难免流血，完全有可能造成艾滋病病毒感染。

（三）警惕日常接触中的血液传播

不到消毒不严格的理发馆、美容院去理发或美容。理发、美容的刀具、针具如不消毒或不严密消毒，也有可能在刮脸、穿耳、文眉时传播艾滋病病毒。浴池的修脚刀必须彻底消毒，否则也可能引起艾滋病病毒感染。浴室内的温度和湿度均适宜于染有血液的修脚刀上的艾滋病病毒的生存。

电动剃须刀、刮脸刀千万不要互相借用，因为刮脸、剃须时经常会使面颊皮肤发生轻微擦伤。人们往往不能觉察这种细小的损伤，但是你在刮完脸后尝试用肥皂水涂抹脸部，便会感到不同程度的皮肤刺痛，这表示已有表皮损伤。同样的，牙刷必须每人自备自用。刷牙时出血的现象是经常发生的，有牙龈炎时出血更多，所以不能共用。

不要文身，文身针刺破皮肤有可能造成艾滋病病毒感染。在可能因剧烈冲撞而引起皮肤损伤流血的体育运动中，应该了解对方是否已感染艾滋病病毒。知己知彼，才能百战百“幸”。

经血液传播 HIV 的概率，因传播形式不同而不同：如果使用了含有 HIV 的血液和血制品，一次感染机会可达 95%；静脉吸毒者共用不清洁的注射器感染概率也很高，共用静脉注射器传播的概率大于 70%；针头刺伤皮肤传播的概率约为 1%。另外，在临床医疗工作中的交叉感染，如针头、牙钻和注射器等器械消毒不严或与 HIV

感染者共用器械等也会导致感染。

三、爱与痛的边缘——预防经母婴途径传播

艾滋病母婴传播是儿童艾滋病病毒感染的最主要途径，婴儿和儿童艾滋病病毒感染约有 90% 是通过母婴传播而获得的。艾滋病母婴传播有以下三种可能性：感染了 HIV 的母亲通过胎盘传染、胎儿经过产道时传染、产后母乳哺喂时传染。母婴传播的概率为 15% ~30% 。有效的艾滋病母婴阻断通常可将母婴垂直传播率降到 2% ~5% 。针对母婴传播的三种可能性，母婴阻断分为三个步骤，即“药物治疗 + 产科干预 + 人工喂养”。

四、“降龙十八掌”——应对方法

（一）条条大路通罗马——如何预防

通过前面的了解，同学们已经知道哪些行为可能会导致艾滋上身。那怎么应对呢？有同学建议，预防性传播的万全之策是禁欲，无性。这听起来貌似有点因噎废食，“挥刀自宫”以一劳永逸这实不可取。平庸点的做法还是老老实实一夫一妻，你忠于我，我忠于你。万不得已，还有一招就是正确使用安全套。当然还可以另辟蹊径地采取替代行为。怎么替代呢？这就需要最大限度地激发和调动自我的积极性和创造性，采用适合自己的、安全的、健康的、服合伦理的替代方法就行了，以免替代得千篇一律，成了自此罗马一条路。

（二）我的地盘我做主——如何拒绝

如何拒绝被传播？当然母婴传播如果是作为婴方，你是没办法拒绝的，除非你能拒绝生长。可若作为母亲，最好就不要生了，有生之年对你父母尽尽孝，以免你走后留个艾滋病孤儿，让父母再经历一次白发人送黑发人，这实在太残忍了吧。这个打击应该比“不孝有三，无后为大”还要大。

如何拒绝性传播呢？这要审时度势，具体问题具体分析。比如，避免与社会关系复杂的人交往，避免孤男寡女独处一室，避免进入色情场所等。两人交往，当对方有性需求时，如果主动权在对方，则要迅速离开；如果主动权在自己时，则可要求使用安全套，甚至可以让对方持 HIV 阴性证明并确保不是窗口期后“上岗”等等。不过这种事情主要还是拼人品，但佩戴安全套总是必需的。当己方处于被动，甚至被强暴的境地时，也许你悠悠地说一句“我有艾滋，要不要套套”，多半会让那好色之徒落荒而逃。

总之，洁身自爱、遵守性道德是预防经性传播途径传染艾滋病的根本措施；慎重输血则可能预防经血液传播；而毒品是绝对碰不得的高压线，碰了就非死即残。与注射毒品的人性交也容易感染艾滋。

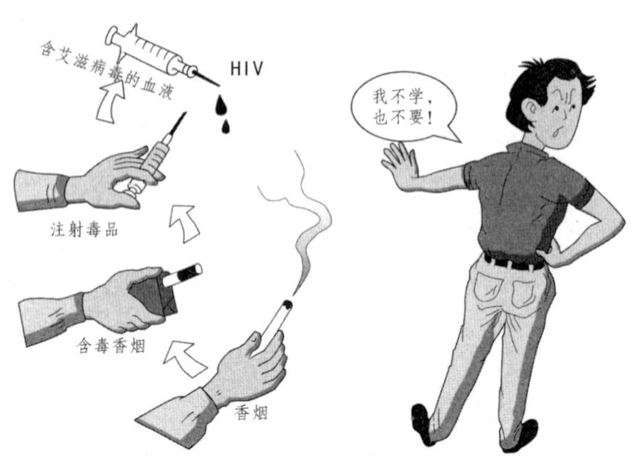

（三）好奇害死猫——如何抵抗好奇心

俗话说抵制好奇心的办法就是满足好奇心，不过用在艾滋病预防上，此言差矣。满足对不安全性行为的好奇，满足对毒品的好奇，满足对同性恋的好奇，最后就四个字：害死本人。要抵抗对不安全性行为、毒品、同性性行为的好奇心，就要认识到艾滋病的可怕性和易感性，认识到这种好奇可能会给自己、给家人带来的危害和伤害，尽早把好奇的小火苗掐灭，以免惹火烧身。

（四）同人不同命，命运自己定——如何面对同伴压力

同伴压力是指来自周围小伙伴们的，影响你思想和行为的群体压力，包括积极的和消极的。积极的同伴压力可以促使你参与青年组织、志愿者服务或是团体运动之类的活动；消极的同伴压力则会鼓动你做出一些不负责任、有时甚至是违法的行为。你也许会因为受到压力去尝试抽烟、喝酒、吸毒等事情，然而“就试一次”，这句话真的十分危险。

认识到这种压力，小伙伴们就能更好地理解为什么有时候在群体中，明明自己不想做某些事，但碍于同伴的压力不得不“从众”的原因了。

如何抵抗消极的同伴压力呢?

（1）要有明确的是非观念，敢于坚持自己正确的观点和行为；

（2）谨慎交友，清楚自己应该接近谁，应该避开谁；

（3）诚恳地肯定友谊，但表示坚决不随波逐流；

（4）如果难以拒绝，以家教严格为借口；

（5）自我解嘲，用幽默来缓解气氛，化解压力；

（6）设法转移小伙伴们的注意力；

（7）当小伙伴要做违规违法，或损害身体健康的事情时，明确拒绝，并找借口迅速离开；

（8）做一个有主见的人，不要因他人的否定或评论而感到沮丧。

（五）可选择的路——什么是安全性行为

安全性行为是指没有体液交换的性行为，如接吻、拥抱抚摸、自慰行为以及其他不将阴茎插入性伙伴体内的行为方式。在性交过程中，坚持正确使用安全套是重要的安全性行为方式。

进行不安全性行为的原因包括贪图方便、怕安全套影响性快感、抱着侥幸心态、认为性伴侣没有性病等。安全性行为在 20 世纪 80 年代末期开始因为艾滋病而受到关注。从社会的观点来看，安全性行为可视为一种“降低”风险的策略（注意：不是消除风险），所以选择安全性行为你就相对安全了。

（六）谁也逃不掉——如何说服对方使用安全套

第一，兵马未动粮草先行，固定场所固定备放安全套；不固定场所随身携带，如放在钱夹内层，以免关键时刻巧妇难为无米之炊。第二，想想万一对方是个“艾”，你就有一万个成为下线的可能性，做还是不做，戴还是不戴，不需要扔硬币来决定吧？

（七）最后的防线——如何正确使用安全套

1．安全套使用方法

从安全套内包装边缘小心撕开以免扯裂安全套；避免用剪刀一类的利器，确保安全套无破损。

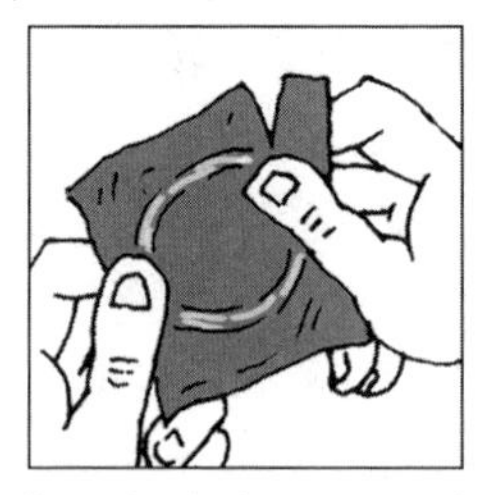

在阴茎勃起时带上安全套，谨记在阴茎插入对方身体前戴上安全套。阴茎勃起前期所产生的分泌物可能含有精液与导致性病的病菌，能引起怀孕和性病的传播。

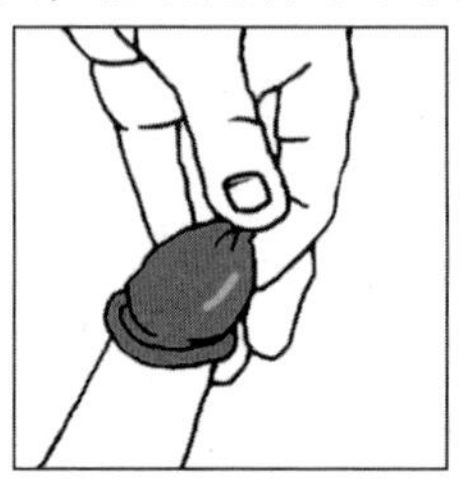

安全套内残留的空气可能会导致安全套破裂，为避免破裂的可能性，用拇指及食指轻轻挤出安全套前端小袋内的空气，然后将安全套戴在勃起的阴茎上。确定安全套末端卷曲部分露在外侧。

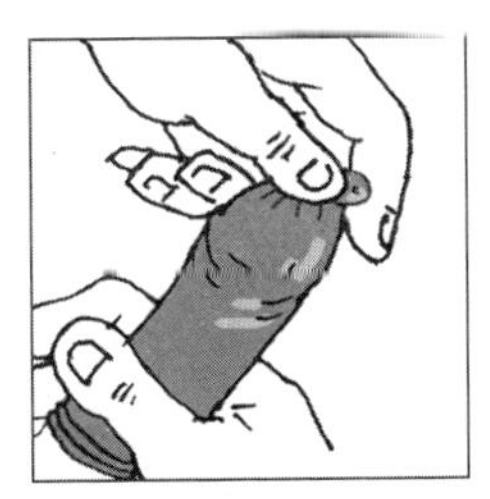

在挤压住安全套前端的同时，以另一只手将安全套轻轻伸展包覆整个阴茎。确定安全套在性交过程中紧套于阴茎上；如果安全套部分滑脱，立即将其套回原位。若是安全套滑落掉出，立即将阴茎抽出，并在继续性交前戴上新的安全套。

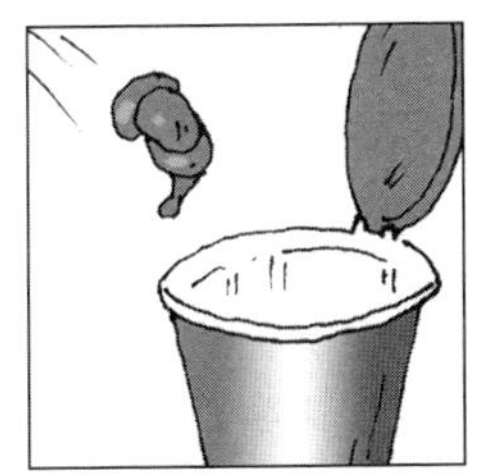

射精后，在阴茎仍勃起时应立即以手按住安全套底部，在阴茎完全抽离后再将安全套脱下。避免阴茎与安全套接触到对方的身体。每个安全套只能使用一次。用过的安全套用纸巾包好并放入垃圾箱内。

2. 正确使用安全套小贴士

(1) 每次性行为前，必须用一个未使用过的、保质期之内的胶质安全套。

(2) 小心撕开独立密封的包装袋，避免用剪刀一类的利器。

(3) 必须在性交开始前，按上述程序正确佩戴。

(4) 切勿把安全套长期放在钱包内或接近热源的地方。

（5）如果使用润滑剂，要使用水溶性润滑剂。

每次性交全程正确使用安全套，是保障你不感染 HIV 的重要前提！

（八）如果没有遇见你——意外怀孕怎么办

如果意外怀孕，只有两个办法：第一，生下来。开始承担从此一辈子当妈的责任。第二，流出去。也许要冒着一辈子都不能当妈的危险。无论如何，要做到千万不要意外怀孕。如果做不到禁欲，正确佩戴安全套行不？什么安全期避孕都是不稳妥的，安全期不安全的例子数不胜数。

现在有些同学发明了月经期性爱避孕的方法，如果有一点知识，或者常识，或者既无知识也无常识，哪怕看过电视也该知道，这分明是把各种细菌、病菌，包括结核、肝炎、艾滋啥的往血淋淋的子宫内壁上摸，简直就是作死女方的节奏啊。

（九）慌也要择路——发生高危行为后怎么办

发生高危行为后，与其惶惶不可终日地恐“艾”，不如去疾病预防控制中心（俗称 CDC）免费咨询接受艾滋病病毒抗体检测，接受专业人员的指导和诊治。如果不幸“艾”上了，还有免费药品赠送哦。虽然，现在网购团购盛行，HIV 抗体检测既不能“网”也不能“团”，否则上当受骗是小，测一个假阳性或伪阴性出来那才是害人害己啊。

（十）对自己的行为后果负责任——感染 HIV 后怎么办

每个人都要为自己的行为后果负责任，如果行事之前先想想问问这样做会有什么后果？我能否承担这样的后果？也许就不会遗憾终生了。不过，即使被感染了，也千万不要报复社会啊。否则那“星星之火”真可以燎原，留下焦土一片。

感染 HIV 后，第一要做好余生计划。很多人不知道自己还能在这个世界存在多久，而感染上 HIV 后，这个问题基本明朗了。第二要积极接受并不要放弃治疗。虽然现在还没有根治艾滋病的药物，使用药物毒副作用较大，不少人都难以承受，但只要不放弃，还是有希望等到新药上市的时候。

关心、帮助和不歧视艾滋病病毒感染者和病人也是预防与控制艾滋病的重要措施。

总之，预防艾滋，你能！

第五章

撑起一片天——爱在阳光下

一、傲慢与偏见——对艾滋病的歧视

因为一些人对艾滋病有错误的认识，所以对艾滋病患者存在着严重的歧视。如果人人都对艾滋病患者避而远之，甚至进行人身攻击，当身边的人都无情地离开，原本就不知所措的艾滋病患者会更加孤独、伤心、绝望。如果这个世界没有关爱给予，他们又怎么有足够的勇气去面对生活，面对未来。

目前，世界上大部分国家、国际组织都把消除艾滋病的歧视问题作为全社会预防艾滋病的关键。根据新华社的报道，2013 年世界艾滋病日，中共中央总书记、国家主席、中央军委主席习近平在《中共北京市委关于艾滋病防治工作情况的报告》中作重要指示，指出："加强人文关怀，动员社会力量积极参与，消除社会歧视，为感染者和病人提供及时有效的治疗和帮助，让他们感受到社会主义大家庭的温暖。"

模拟对话一

——听说×××得了艾滋病！

——啊？好恶心……

——他活该！谁叫他不务正业，天天出去泡吧……

——就是就是，我听说他还是同性恋呢，肯定在外面乱搞。

——这种人学校怎么不把他开除了啊，传染了其他同学怎么办哦？

——哎呀，不要说了不要说了，我以后看到他都要绕道走了，我要赶紧叫我好朋友远离他，太危险了……

对艾滋病患者的歧视在学校中时有发生，诸多大学生的观念认为凡是艾滋病病毒感染者就是道德败坏的人，不是吸毒就是性乱，或者是同性恋，这种观念是不正确的。

模拟对话二

——听说过朱力亚吗？

——就是那个得了艾滋病的女大学生？

——嗯，真不要脸，得了艾滋病还出来到处宣传，也不嫌丢人！她就应该被浸猪笼，免得出来祸害人，保不准就把身边的谁给传染了呢？

……

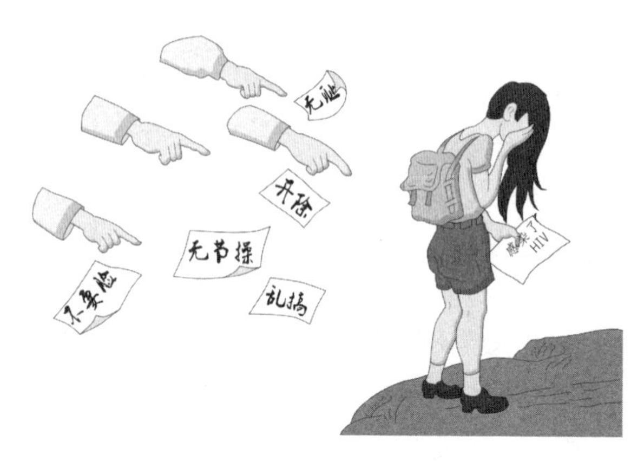

无差别的歧视是没有道理的，说好听点是由于缺乏对于艾滋病的正确认识，说不好听点就是无知！谁跟你说艾滋病病人都是道德败坏的社会不良分子？谁又跟你说出来做做公益也会传染艾滋？

国内外的经验大多表明，针对艾滋病病毒感染者和病人的歧视并不能够阻止艾滋病的传播与蔓延。由于歧视通常来源于对艾滋病的认识不够，因此反而会不利于艾滋病的控制，特别是歧视的存在会使得有高危行为者不敢去寻求检测，这样卫生部门就不能尽早发现艾滋病病毒感染者了……大家拿出一点点同情心好吗！

二、赠人玫瑰，手有余香
——对艾滋病感染者和病人的关怀

消除对艾滋病的歧视的一个核心内容体现在对艾滋病病毒感染者和病人的关怀上，而对于感染者和病人的关怀首要一点就是为其提供相关的治疗。目前，虽然还没有药物能治愈艾滋病，但经过约30年的发展，联合治疗已经能较好地控制感染者体内的艾滋病病毒，延长感染者的生存时间，现阶段，在西方国家有些感染者从感染艾滋病病毒到现在已经生存了二十多年。为感染者和病人提供治疗能极大地提高其生存期与生命质量，这体现了人道主义精神。

作为一名学生，如果你的同学身患或可能身患艾滋，你要做的不是去肆意嫌弃甚至践踏他们的尊严，感染者也是有人权的，感染者也需要生存下去！前文已述，一般的日常生活并不会感染艾滋，所以在接触中多多注意即可，要是一味去逃避，去造谣生事，那就显得矫情了。

如果你是一名艾滋病病毒感染者或病人，也不用自暴自弃，破罐子破摔。《艾滋病防治条例》对艾滋病病毒感染者和病人的合法权益有明确规定和保护。歧视是难免的，但最大的歧视来自你自己的内心。也许你还没有强大到像朱力亚、宫伟那样站出来做公益，但至少，你要明白什么才是你要追求的。不是把自己关在房里让所有人为你焦急担心，也不要敌对社会，出门报复，你需要坚强勇敢地面对自己。你需要明白，事已至此，怨天尤人并不能挽回任何损失，何不把仅剩的时间、精力奉献出来？为你爱的人，为爱你的人，或者为你自己尚未达成的愿望再作努力。

法律在保护艾滋病病毒感染者或者病人的同时也同样会进行约束，而作为感染者最大的义务就是要尽量让你身边的人不受感染。即便你觉得上天亏待了你，即便你感觉周围都是异样的眼神，也不能故意感染周围的人，让他们变得跟你一样。身体坏了不可怕，最可怕的是心变坏了……

三、为“艾”撑起一片晴天——政策与法规

因为“艾”，所以爱，政府在行动，关注你我他！

为了保证艾滋病的防治工作制度化，让相关工作有章可循，有法可依，政府出台了一系列的法律法规与政策。最主要的法规与政策有《艾滋病防治条例》(2006 年 1 月 18 日国务院第 122 次常务会议通过，2006 年 3 月 1 日起施行)、《中华人民共和国献血法》和《中华人民共和国禁毒法》等。主要的艾滋病方面的政策包括“四免一关怀”、血液安全法规、禁毒与防治艾滋病等。

（一）四免一关怀

目前我国艾滋病的防治政策中被提及得最普遍的就是“四免一关怀”政策。“四免”分别是：农村居民和城镇未参加基本医疗保险等医疗保障制度的经济困难人员中的艾滋病病人，可到当地卫生部门指定的传染病医院或设有传染病区（科）的综合医院服用免费的抗病毒药物，接受抗病毒治疗；所有自愿接受艾滋病咨询和病毒检测的人员，都可在各级疾病预防控制中心和各级卫生行政部门指定的医疗等机构，得到免费咨询和艾滋病病毒抗体初筛检测；对已感染艾滋病病毒的孕妇，由当地承担艾滋病抗病毒治疗任务的医院提供健康咨询、产前指导和分娩服务，及时免费提供母婴阻断药物和婴儿检测试剂；地方各级人民政府要通过多种途径筹集经费，开展艾滋病遗孤的心理康复，为其提供免费义务教育。

“一关怀”是指：国家对艾滋病病毒感染者和患者提供救治关怀，各级政府将经济困难的艾滋病患者及其家

属，纳入政府补助范围，按有关社会救济政策的规定给予生活补助；扶助有生产能力的艾滋病病毒感染者和患者从事力所能及的生产活动，增加其收入。

（二）血液安全与艾滋病

由于医疗的需要，一些人不可避免的需要使用血液与血液制品。如果临床用血与血液制品被艾滋病病毒所污染，则会产生非常严重的后果。不管是国内还是国际都出现过因为卖血或使用血制品而被感染艾滋病的事件。还记得因为地下卖血而感染艾滋的河南艾滋村吗？一度被弄得面目全非，鸡飞狗跳，民不聊生。预防非法采供血有效的途径就是提倡义务献血，由于目前对献血者抽血检验和采血时使用的注射器和采血器材都是一次性的，均经过严格消毒，用过后，集中销毁；这些器材的生产厂家都是经国家卫生行政部门验收批准的，因此在正规血站献血是绝对安全不会感染任何病症，包括艾滋病与乙肝。

2010 年，国务院常务会议确定加强血液安全管理，保障临床用血安全。大力推动无偿献血，提高血站血液筛查能力。

（三）新《禁毒法》与艾滋病控制

2014 年开始，我国公安部门加大了打击毒品的力度，众多知名艺人如导演张元，编剧宁财神，演员高虎、房祖名、柯震东等先后落马。事件刚出不久便有网友开始在网上恶搞，PS 了一张“监狱风云”的海报，海报中的主角正是近来因吸毒被抓的各个明星。众多知名演艺人士纷纷“中枪”，显示我国禁毒工作形势严峻。同学们，特别是小粉丝们应该提高警惕，在目前新型毒品越来越泛滥的情况下，要注意千万不要因为好奇，攀比、模仿偶像和不好意思拒绝朋友而染上毒品。

2008 年实施的新《禁毒法》为控制由吸毒传播的艾滋病的干预提供了法律依据。新《禁毒法》第五十一条规定：省、自治区、直辖市人民政府卫生行政部门会同公安机关、药品监督管理部门依照国家有关规定，根据巩固戒毒成果的需要和本行政区域艾滋病流行情况，可以组织开展戒毒药物维持治疗工作。

这里所指的戒毒药物维持治疗就是美沙酮维持治疗。美沙酮本身是一种人工合成的麻醉药品，能有效缓解海洛因及鸦片的戒断症状，但并不能彻底戒毒。服用美沙酮本质上属于替代治疗，实际上是使成瘾者应用低毒麻醉药品在限定的范围内合法化，因此也有一些人觉得美沙酮维持治疗纵容了吸毒人员。由于美沙酮维持治疗可以减少共用针具吸毒带来的艾滋病等传染性疾病的传播，因此目前在很多国家与地方都被采用。新《禁毒法》的实施，使得美沙酮维持治疗合法化，立足吸毒者具有病人、违法者、受害者三重属性，对吸毒人员要惩罚，更要教育和救治，对戒毒工作作出了重大改革。由此公安与卫生部门可以密切地配合，探索建立集生理脱毒、心理康复、回归社会于一体的戒毒康复新模式，有利于全面控制毒品危害与艾滋病的蔓延。

当然，仅仅有上面这些法律法规还是不够的，艾滋病的控制和管理可能还需要更多、更完善的法律法规。同学们，你们觉得呢？

四、阳光与“艾”——齐心协力，共抗艾滋

不得不说的是，在与艾滋病的斗争中，必须要有青少年的积极参与。目前全世界的疾病统计中，艾滋病的感染者主要是在15～49岁这个年龄阶段；青少年阶段是人生观、价值观形成的关键阶段，一些关键的行为也在这个阶段形成。青少年阶段容易对性、毒品等方面产生好奇。而目前整个社会由于媒体越来越发达，在带给青少年大量信息的同时，也让他们越来越早地接触了较多的不良信息。

我们应该在青少年的正规教育中加强艾滋病相关的教育。国家教委制定的《中小学生健康教育基本要求》和《大学生健康教育基本要求》将预防艾滋病、性病及禁止滥用药物等有关内容列入健康教育基本要求，明确规定：对中学生应加强青春期性教育和性病（包括艾滋病）防治的教育；对大学生要提倡性道德、洁身自好，警惕性病、艾滋病的发生。

作为青少年的你我，应认识到艾滋病的传播没有国界。开展预防艾滋病的健康教育，不仅能及时了解与掌握预防艾滋病的知识、增强自我保护意识和抵御艾滋病侵袭的能力。更重要的是培养我们预防艾滋病的社会责任感、使命感。青少年是全社会预防艾滋病的主力军！青少年参与预防艾滋病健康教育活动意义深远，不仅是为了青少年自己的生存与健康，更是为了全社会、全人类的发展。青少年有责任成为抵御艾滋病在21世纪猖獗流行的最有生气的社会力量！同学们，让我们一起行动起来，抗击艾滋！

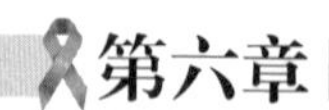

第六章 博海拾贝——相关小知识

一、乘着歌声的翅膀——飘扬的红丝带

20 世纪 80 年代末，人们视艾滋病为一种可怕的疾病。美国的一些艺术家们就用红丝带来默默悼念身边死于艾滋病的同伴们。在一次世界艾滋病大会上，艾滋病病毒感染者和病人齐声呼吁人们的理解。此时，一条长长的红丝带被抛在会场的上空……支持者将红丝带剪成小段，并用别针将折叠好的红丝带标志别在胸前。环绕成的圆圈，代表着对艾滋病感染者的关爱之“心”。

从此，红丝带有了生命的意义，成为艾滋病防治的象征。它象征着对艾滋病病毒感染者和病人的关心与支持，象征着对生命的热爱和对平等的渴望，象征着要用“心”

一根红丝带
相连你我心
平等友爱，共享美好人生，清除偏见，反对歧视，关爱艾滋病人

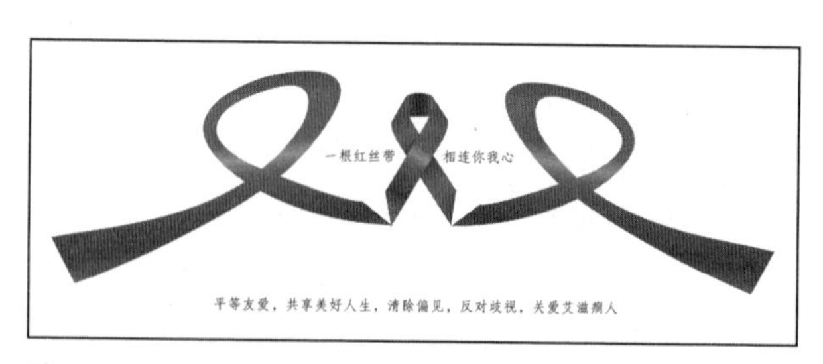

来参与艾滋病防治工作。一条飘动的红丝带连接着五洲四洋的无限爱心。

“把你的心我的心串一串，串一株幸运草串一个同心圆，让所有期待未来的呼唤……”

二、吹响战斗的号角——世界艾滋病日

（一）“世界艾滋病日”的历史

1988年，世界卫生组织规定，每年的12月1日为“世界艾滋病日”，1996年以后更名为“世界艾滋病宣传运动”。每年12月1日前后，全世界各地都会围绕艾滋病的预防与控制和统一的宣传主题，开展形式多样的宣传活动。

（二）历年“世界艾滋病日”活动主题

1988年：全球共讨，征服有期
Join the Worldwide Effort

1989年：我们的生活，我们的世界——让我们相互关照
Our Lives, Our World—Let's Take Care of Each Other

1990年：妇女与艾滋病
Women and AIDS

1991年：共同迎接艾滋病的挑战
Sharing the Challenge

1992年：预防艾滋病，全社会的责任
A Community Commitment

1993年：时不我待，行动起来

Time to Act

1994 年：艾滋病和家庭
AIDS and the Family

1995 年：共享权利，共担责任
Shared Rights, Shared Responsibilities

1996 年：同一世界，同一希望
One World, One Hope

1997 年：生活在有艾滋病世界的儿童
Children Living in a World with AIDS

1998 年：青少年——迎接艾滋病的生力军
Force for Change：World AIDS Campaign with Young People

1999 年：关注青少年，预防艾滋病——倾听、学习、尊重
Listen, Learn, Live!

2000 年：预防艾滋病，男士责无旁贷
Man Make a Difference

2001 年：预防艾滋病，你我同参与！
I Care, Do You?

2002 年：相互关爱，共享生命
Live , Let Live

2003 年：耻辱与歧视
Stigma and Discrimination

2004 年：关注妇女抗击艾滋
Women, Girls, HIV and AIDS

2005—2008 年：遏制艾滋履行承诺
Stop AIDS, Keep the Promise

2009—2010 年：普遍可及和人权
Universal Access Human Rights
2011—2015 年：行动起来，向“零”艾滋迈进
Getting to Zero

三、移得动，联得通——艾滋病咨询

（一）咨询电话

各地均有当地疾控中心的电话以方便咨询。

（二）艾滋病相关信息网站

中国疾病预防控制中心性病艾滋病预防控制中心
http：//www. chinaids. org. cn/
青少年艾滋病教育
http：//www. cbe21. com/hiv/
中国红丝带网
http：//www. chain. net. cn/
联合国艾滋病规划署
http：//www. unaids. org/en/
中国性病艾滋病防治协会
http：//www. aids. org. cn/
四川省性病艾滋病防治协会
http：//sasapac. sccdc. cn/